ACTION

DES

EAUX DE VICHY

SUR LA COMPOSITION DU SANG

RÉFUTATION EXPÉRIMENTALE

DE LA PRÉTENDUE ANÉMIE ALCALINE

PAR

ZÉNON PUPIER

Médecin-consultant aux Eaux de Vichy.

Ardua vetustis nativitatem,
novis auctoritatem dare.
(PLINE.)

PARIS

G. MASSON, ÉDITEUR,
LIBRAIRE DE L'ACADÉMIE DE MÉDECINE
Rue de l'École-de-Médecine, 17

1875

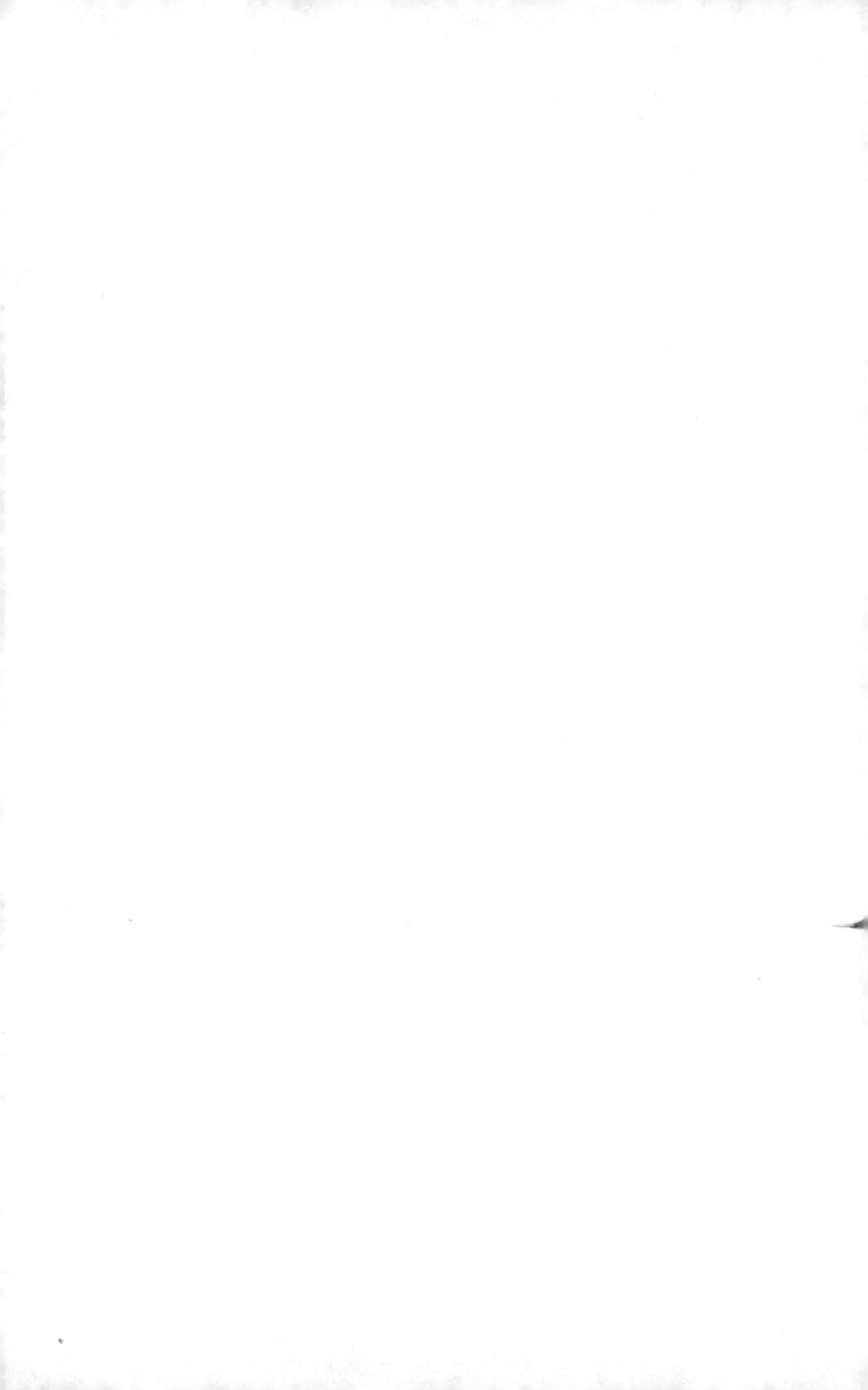

ACTION

DES EAUX DE VICHY

SUR LA COMPOSITION DU SANG

ACTION

DES

EAUX DE VICHY

SUR LA COMPOSITION DU SANG

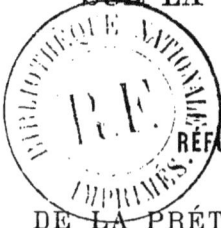

RÉFUTATION EXPÉRIMENTALE

DE LA PRÉTENDUE ANÉMIE ALCALINE

PAR

ZÉNON PUPIER

Médecin-consultant aux Eaux de Vichy.

Ardua vetustis nativitatem,
novis auctoritatem dare.
(PLINE.)

PARIS

G. MASSON, ÉDITEUR,

LIBRAIRE DE L'ACADÉMIE DE MÉDECINE

Rue de l'École-de-Médecine, 17

1875

ACTION

DES EAUX DE VICHY

SUR LA COMPOSITION DU SANG

RÉFUTATION EXPÉRIMENTALE

DE LA PRÉTENDUE ANÉMIE ALCALINE

CHAPITRE PREMIER

L'existence de l'anémie alcaline est-elle démontrée par la clinique et l'expérimentation? — Quels sont les auteurs qui l'ont niée ou affirmée? — Quelle altération hématologique caractérise l'anémie? — Importance des globules rouges. — Leur valeur séméiotique.

§ Ier.

On dit et chacun répète que les eaux alcalines appauvrissent le sang ; cette interprétation a cours entre médecins, elle gagne en crédit et se propage parmi les malades ; ainsi encouragée elle tend à s'élever à la hauteur d'une nosologie technique, à se formuler dans les termes plus précis d'*anémie*, de *cachexie alcaline*.

La définition séduit et suffit, elle tient lieu d'examen ; pourquoi approfondir ? N'avez-vous pas à votre

service cet argument, ce fait expérimental de Magendie, savoir : la diffluence du sang, quand il est mé-
langé aux alcalis, soude, potasse, chaux, ammo-
niaque et aux sels combinés avec ces bases?

D'après ces déductions chimiques, quoi de plus
simple d'admettre que l'usage prolongé d'une eau
alcaline contenant par litre 5 grammes environ de
bicarbonate de soude altère la constitution du sang,
le rende moins coagulable.

Il conviendrait tout d'abord de ne pas conclure au
delà des prémisses. Dans ces expériences spécieuses
provoquées par le succès des pastilles Darcet, nous
voyons uniquement l'action d'un alcali mis en contact
avec le sang hors de ses vaisseaux, ou l'effet consécutif à sa pénétration forcée, à son inoculation dans les
veines d'un animal.

Ces conditions extra-physiologiques sont capitales
à réserver ; nous nous proposons de montrer que les
réactions sont d'une tout autre nature quand le sel
doit agir au travers d'une membrane, d'un tissu anatomiquement sain, en d'autres termes au travers de la
muqueuse.

Est-ce à dire que l'altération du sang ne se révèle
jamais après l'emploi des eaux alcalines? Personne ne
contredit à l'observation de faits semblables, positifs ;
seulement nous pouvons discerner dans ces cas que la
modification sanguine résulte toujours de l'éveil provoqué d'un processus morbide apparent ou larvé. Les
alcalins interviennent alors comme stimulants de l'activité circulatoire et précipitent l'évolution pathologique. Or, toute maladie interstitielle aboutit à la dé-
globulisation, à l'hydrémie, comme on le voit dans le

cancer, la cirrhose, etc. Il convient donc de reconnaître
d'avance ces conditions pour les soustraire à l'administration méthodique et prolongée des alcalins. Ces notions constituent le chapitre de leurs contre-indications.

En face d'affirmations qui circulent sous le manteau,
vaudrait-il mieux passer outre comme sur mainte explication médicale dépourvue de caractère scientifique? Non, puisqu'il faut sans cesse compter avec
elles. A qui donc s'en prendre? aux auteurs qui ont
patronné cette nocuité des alcalins ingérés à dose ex-
cessive ou même modérée. Les découvrir est déjà un
travail.

En procédant par élimination, nous aurons soustrait
les productions les plus considérables des temps ré-
cents. Les traités de pathologie générale ou spéciale
ne font pas mention de l'*anémie alcaline.*

Nous la chercherons en vain comme une espèce distincte dans les divers ouvrages ou monographies de
MM. Niemeyer, Jaccoud, Monneret, Behier, etc.
M. C. Potain, à l'article ANÉMIE, du *Dictionnaire en-
cyclopédique des sciences médicales*, produit un mémoire très-étudié et plein de recherches bibliogra-
phiques; il décrit plusieurs variétés d'anémie, telles
que l'*anémie saturnine, mercurielle, iodique, arsénicale, nicotique, paludéenne, méphitique*, qu'il rattache
aux intoxications produites par les agents en rapport
avec ces noms, mais il ne parle point de l'anémie alcaline.

M. P. Lorain, dans le *Dictionnaire de médecine et
de chirurgie*, ne consacre pas non plus de chapitre à
l'objet de nos recherches.

Le professeur Sée, dans son premier fascicule, certes assez spécial, *Du sang et des anémies* (Leçons de pathologie expérimentale), ne signale pas la forme alcaline.

M. Charcot dit à la page 634 de ses annotations sur le *Traité de la goutte*, par Garrod : « Des observations cliniques assez nombreuses m'ont démontré que l'emploi des alcalins à haute dose n'est pas applicable seulement à la forme aiguë du rhumatisme articulaire. J'ai vu souvent l'administration journalière de 25 à 30 grammes de bicarbonate de soude, maintenue pendant plusieurs semaines, dans la forme subaiguë de la maladie et aussi dans sa forme généralisée, au moment de ces exacerbations, marquées par un appareil fébrile assez prononcé, qui semblent indiquer une tendance vers l'état aigu. Même dans les cas du dernier genre, malgré l'administration du bicarbonate de soude à doses aussi élevées et aussi longtemps maintenues, je n'ai jamais vu survenir d'accidents capables d'inspirer la moindre inquiétude ; et en particulier je n'ai jamais observé que les malades présentassent des symptômes indiquant soit une tendance aux hémorrhagies, soit une anémie profonde. »

Depuis que ces lignes ont été écrites, l'emploi des alcalins à haute dose dans le traitement des affections rhumatismales aiguës est une méthode adoptée par la plupart des médecins anglais, et si l'anémie consécutive à l'usage des alcalins venait s'ajouter à celle qui est le fait indéniable du rhumatisme, nul doute que cette médication n'eût point prévalu.

Nous pourrions trouver les mêmes affirmations dans les recherches sur la pathogénie des hémorrhagies du

Dr Bouchard, mais nous avons hâte de reprendre les origines de l'anémie alcaline.

Parmi ceux qui l'ont professée le plus anciennement, nommons Trousseau. Au cours de thérapeutique et matière médicale, semestre d'été 1852, ce professeur consacrait une série de leçons à l'étude des eaux minérales. Nous extrayons de nos notes ce qui a trait aux sources de Vichy :

« Les eaux alcalines sont toutes diurétiques, elles augmentent la quantité des urines ; leur action sur le sang, naturellement alcalin, est de le rendre plus alcalin encore.

« Les sécrétions normalement acides, urines et sueurs, sont influencées ; l'acide urique diminue ; la salive, le suc pancréatique, la bile, sont modifiés et consécutivement toutes les fonctions digestives. En définitive, le sang est modifié dans sa composition même.

« La graisse du sang est brûlée dans la respiration ; on sait que les alcalins favorisent cette combustion, que la graisse diminue et qu'il en résulte un amaigrissement.

« Cette action des alcalins sur la nutrition se trouve compensée d'autre part à l'aide du régime, de l'exercice musculaire qui stimulent l'appétit. Si les fonctions digestives sont un moment surexcitées, si dans la polysarcie le meilleur remède est l'administration des eaux alcalines, on comprend que l'excès des alcalins produise une *anémie*, une *cachexie*, qu'en dernière analyse la nutrition ne puisse plus s'effectuer. »

Malgré l'autorité de son enseignement et la séduction de sa parole, Trousseau n'est point parvenu à constituer l'*anémie alcaline*. Nous ne voyons pas cette conviction gagner ses principaux élèves ; lui-même semble moins affirmatif dans ses cliniques à l'Hôtel-Dieu. Nous lisons, page 57, tome III :

« Que la dyspepsie, que les engorgements viscéraux qu'elle accompagne dépendent de l'anémie, qu'ils en soient la cause, ce que je ne saurais dire, toujours est-il que ces troubles gastriques, ces hypertrophies de la rate et du foie sont très-souvent avantageusement combattus par des moyens que très-certainement on ne supposerait pas devoir être utiles. Ainsi à Vichy, où l'hôpital militaire réunit un nombre important d'individus affectés de cachexies palustres, accompagnées d'engorgements spléniques et hépatiques, de troubles dyspeptiques plus ou moins graves, on voit les malades guérir, s'améliorer du moins assez rapidement, sous l'influence de la médication thermale alcaline, si puissamment active dans ces cas.

« Or, je vous le demande, est-il quelque chose de plus anormal à première vue, de plus contraire aux théories chimiques, que de donner à des individus dont le sang est dans un tel état de *dissolution* que souvent il en résulte des hydropisies et des hémorrhagies passives, que de donner, dis-je, à des malades dont le sang est si évidemment appauvri, des alcalins qui sont regardés comme des *dissolvants* par excellence ? Que ce soit le bicarbonate de soude seul qui prédomine, comme dans les eaux de Vichy ; que ce soit le bicarbonate de chaux qui prédomine à son tour comme dans les eaux de Pougues, ce sont toujours les alcalins que nous voulons administrer, et les bons effets de ces eaux sont, je le répète, en contradiction flagrante avec tout

ce que les chimistes ont prétendu établir relativement
à l'action de ces substances alcalines sur la composition
du sang. »

Trousseau n'a peut-être pas été bien compris quand
il incriminait la médication alcaline poursuivie jusqu'à
l'abus ; c'est à l'égard de la goutte qu'il s'élevait contre
elle. Le tort a été de généraliser ses idées ; car pourquoi accuser si violemment Vichy lorsqu'il préconisait
Pougues avec tant de prédilection ?

Le sujet si controversé du traitement de la goutte
par les eaux alcalines avait été l'objet de quelques
leçons à la clinique de l'Hôtel-Dieu ; dans l'exposé doc-
trinal de cette étude, l'autorité spéciale du Dr Durand-
Fardel était invoquée en témoignage ; l'appel ne resta
pas sans réponse, et notre savant confrère publia deux
lettres dans lesquelles il prit à tâche d'éclairer ce difficile problème de la médication goutteuse par les eaux
de Vichy ; il a, selon nous, bien envisagé les points dé-
licats de cette question, et il a réussi à dégager le remède de la responsabilité imputable aux malades et aux
praticiens dans les cas où son usage aboutissait à de
méchants résultats.

Vers la fin de 1869 parut un article dont la repro-
duction par divers journaux augmenta le retentisse-
ment. Deux lettres signées Dr X..., insérées dans le
Réveil du 11 et du 13 septembre, blâment l'emploi des
eaux de Vichy à propos de la maladie du chef de l'État.
Ce factum rencontrait dans les préjugés une terre préparée pour les convictions faciles, et en surexcitant les
passions il a pu séduire plus d'un esprit.

Après un historique de tous les antécédents morbides de la famille, l'auteur se pose les deux questions suivantes :

1° Quelle est la nature de la maladie de l'empereur ?

2° Quelle en est l'issue probable ?

Depuis que de nouveaux symptômes sont apparus qui se concentrèrent principalement sur les organes génito-urinaires, quelques médecins semblèrent craindre le développement d'un diabète sans qu'aucun symptôme positif ait jamais, à notre connaissance, justifié un pareil diagnostic ; d'autres parurent craindre la pierre ou la gravelle, et pour le cas où l'une ou l'autre de ces deux alternatives serait fondée, ils conseillèrent au malade les eaux de Vichy.

On ne pouvait guère être plus mal inspiré ; *les eaux éminemment débilitantes de Vichy* pouvaient à la rigueur porter des adoucissements à quelques-uns des accidents éprouvés par l'empereur, mais elles devaient *nécessairement affaiblir* sa constitution, naturellement lymphatique et affaiblie déjà par des causes artificielles multiples.

Puis comme conclusion : « Tout prouve qu'il est atteint d'un fongus de la vessie. »

Les conséquences de cette lésion sont immédiates ou éloignées.

Les effets immédiats de toute maladie chronique des organes génito-urinaires, la pierre peut-être exceptée, sont presque toujours de porter une atteinte profonde aux facultés cérébrales, c'est-à-dire aux facultés affectives, morales, intellectuelles.

Le caractère des malades devient sombre, soupçonneux, hargneux, pusillanime; les hommes et les choses apparaissent sous un aspect sinistre ; la volonté s'affaisse, subit les influences les plus complexes et tourne à tous les vents... Une décision n'est presque jamais prise franchement, on se réserve des sous-entendus, on compte sur des réticences, on espère obtenir de la ruse ce qu'on cesse de demander à l'audace. Une irritation fébrile remplace le sang-froid. Tel est le développement d'une hypothèse ; il est difficile de torturer avec plus de prévention le fait imaginé pour le besoin de la cause.

Voulant rester dans la partie technique du sujet, nous nous garderons de reproduire la suite de ce réquisitoire, surtout sa péroraison, ce serait mal comprendre le mobile de cet acte, moins médical que poli·tique.

Si le pouvoir personnel expose celui qui l'a saisi à ces pires représailles, *habeant sua fata imperatores.*Que César meure debout (Suétone). Mais rappelons au médecin digne de ce nom que la maladie ramène indistinctement chaque victime au droit commun qui sera de tout temps, dans tout pays comme dans toute fortune, le droit à la compassion.

Une étude plus approfondie sur l'effet physiologique des alcalins a été publiée en 1872 par M. Rabuteau dans ses *Éléments de thérapeutique et de pharmacologie.*

L'auteur reconnaît que l'alcalinité normale du sang est due non au carbonate neutre de soude, mais au bicarbonate de cette base.

Administrés à faible dose, les bicarbonates alcalins se transforment en chlorures dans l'estomac au contact de l'acide chlorhydrique du suc gastrique; le bicarbonate de soude devient du chlorure de sodium; le bicarbonate de potasse du chlorure de potassium. Pris à haute dose, les alcalins ne peuvent se transformer que partiellement en chlorures dans l'estomac, *la majeure partie est absorbée en nature;* le sang devient alors plus alcalin et les urines, d'acides qu'elles sont normalement, deviènnent neutres, puis alcalines.

Les recherches de M. Chevreul touchant l'action simultanée de l'oxygène gazeux sur les substances organiques avaient révélé ce fait, savoir : que les alcalins favorisent la décomposition de ces substances plus ou moins vite au contact de l'air, et restent sans effet quand ils sont soustraits à l'action de l'air, partant de l'oxygène contenu dans ce gaz.

Ces expériences donnèrent naissance à la théorie des combustions intra-organiques sous l'influence des alcalins.

M. Mialhe (*Chimie appliquée à la physiologie et à la thérapeutique,* 1856) pense que les alcalins sont des agents puissants d'oxydation, qu'ils augmentent l'urée, l'acide carbonique, et activent la circulation.

Erreur, déclare M. Rabuteau, les effets sont tout différents. Ils diminuent l'urée, abaissent la température et ralentissent la circulation. Le sang perd une partie de ses globules rouges, de sa fibrine, devient plus aqueux et l'organisme est entraîné vers l'anémie. L'opinion de M. Mialhe ne repose sur aucune expérience faite ni sur l'homme, ni sur les animaux, et contredit les résultats fournis par l'étude clinique des alcalins. Il y avait lieu à faire des expériences non en dehors de l'économie, mais sur l'économie elle-même, puisque c'est sur elle que nous faisons agir nos médicaments.

Suivent les expériences entreprises par l'auteur lui-même en compagnie de M. Boghoss (Constant), de Smyrne, et d'une femme s'étant soumise au régime prescrit.

Le tableau qui consigne ces faits peut être consulté pour en apprécier les détails ; bornons-nous à résumer les conséquences :

1° Les bicarbonates de soude et de potasse pris à la dose quotidienne de 5 grammes n'ont produit aucun effet diurétique.

2° L'urée a diminué d'une manière notable, surtout sous l'influence du bicarbonate de potasse, de 20 0/0, même de 23 0/0 lorsque le sel était pris à la dose de 6 grammes par jour, et l'action s'est poursuivie au delà pendant la période de suspension du médicament.

Chez Constant, qui absorba 50 grammes de bicarbonate de soude en dix jours, et chez la femme, qui prit en sept jours 42 grammes de bicarbonate de potasse, il survint un état anémique prononcé, une dépression des forces musculaires ; l'appétit diminua, il fallut même se forcer pour ingérer la ration d'aliments qu'on s'était imposée.

M. Rabuteau cite encore, pour confirmer les prétendues données cliniques qui constatent la diminution des hématies sous l'influence des alcalins, les expériences faites sous la direction de Löffler par cinq étudiants bien portants, qui se prirent eux-mêmes pour sujets d'expérimentation. Ils firent usage des alcalins aux doses progressives de 1 à 5 drachmes (1 gramme 77 à 8 grammes 85), et au bout de huit à dix jours de ce traitement, le sang tiré des veines présenta les caractères suivants :

En couleur et en densité il ressemblait à du jus de cerise.

Le nombre et le volume des leucocytes était augmenté.

Les globules rouges étaient plus pâles qu'à l'état normal.

La proportion d'eau était augmentée et celle des matières solides diminuée.

En vérité, bon nombre de ces affirmations auront lieu de surprendre les médecins exercés à l'observation pratique des eaux alcalines, mais ce ne sont point des interprétations qu'il faut opposer à des faits, et nous aurons à relater des expériences qui, offrant pour le moins un même degré de certitude, permettront de suspendre des conclusions aussi absolues.

§ II.

Avant d'aborder le problème de l'anémie spéciale qu nous occupe, nous aurons avantage à établir quelques considérations générales sur l'*hématologie*.

Il y aurait un intérêt capital à produire des analyses du sang à l'état de santé et de maladie. Les variations en plus ou en moins des principes constituants deviendraient assurément un guide utile dans le diagnostic et le traitement des troubles de la santé.

Eh bien ! ces analyse sont toujours été l'écueil du pathologiste ; la difficulté à laquelle il se heurte provient de l'instabilité des combinaisons qui ne permettent de saisir que des oscillations, des modifications transitoires. Suivant que l'observation porte sur un sujet en digestion ou en abstinence, dans une saison chaude ou froide, à la ville ou aux champs, sur les montagnes, au bord de la mer, dans le repos ou après l'exercice musculaire, les conditions changent et le sang révèle des variations notables. C'est que ce liquide n'est qu'un milieu dans lequel des échanges incessants s'accomplissent ; le mouvement est essentiel à sa vitalité, à sa fonction, qui est d'enlacer toute l'économie dans le circuit complet de son irrigation.

Admettons pourtant que nous puissions arriver par des moyens d'analyses assez instantanées à la notion actuelle des éléments du sang, aurons-nous par le fait résolu le problème de la maladie ? Nullement, parce que la lésion est au delà, dans le système nerveux.

2

L'enchaînement de tous les appareils organiques est si bien soudé que l'on ne saurait comprendre la propulsion sanguine sans l'intervention nerveuse, pas plus que ne serait admissible le fonctionnement nerveux sans la stimulation du sang.

La circulation est une fonction moyenne, un mécanisme destiné à multiplier les rapports cellulaires, à faciliter par les contacts les phénomènes physico-chimiques dans la mesure où l'innervation dirige leur accomplissement.

Ce n'est point un fait de hasard qui assigne une place invariable aux trois cavités splanchniques, la tératologie n'a jamais enregistré de faits qui intervertissent cet ordre rigoureux, et nous n'avons jamais vu l'encéphale, ni les viscères abdominaux, occuper le centre dévolu à l'appareil circulatoire.

Si dans la disposition anatomique nous trouvons cet arrangement primordial, ses conséquences s'imposent à la physiologie; il y a donc une hiérarchie dans les systèmes, dans leurs fonctions. Quand nous pénétrons dans l'état morbide nous ne devons négliger aucun de ces trois termes : nerf, sang, sécrétion.

La maladie, avant d'être une lésion du sang, d'un tissu, a débuté par une lésion sensorielle, nerveuse. Sans doute cette altération du conduit nerveux échappe à notre investigation directe, à nos réactifs ordinaires; mais en supprimant l'étude de ce premier acte dans les déviations de la santé, vous ne pouvez pas conclure sans être exposé à des erreurs.

Désormais les lésions du système nerveux préposé aux fonctions végétatives aussi bien qu'aux fonctions

de la vie de relation sont l'objectif de toutes les recherches en physiologie.

M. Sée s'exprime ainsi dans les généralités qui précèdent ses leçons de *pathologie expérimentale*: « A
mesure qu'on s'élève dans la série animale, on voit la
simplicité des réactions organiques faire place à un
ensemble phénoménal d'autant plus compliqué que la
prépondérance du système nerveux s'accentue davantage dans les espèces supérieures. Cette prépondérance
devient telle, dans l'espèce humaine, qu'elle se subor-
donne presque tous les actes morbides, et c'est ce qui
nous rend compte de la multiplicité d'aspects sous
laquelle se présente chez l'homme le moindre phénomène physiologique ou pathologique.

« La prédisposition, cet état intermédiaire qui n'est
pas encore la maladie, mais qui n'est déjà plus la santé
parfaite, gît dans une modification du système nerveux.

« Les diathèses ne peuvent pas être imitées. Nous ne
possédons aucun moyen de produire cette profonde
imprégnation de l'économie tout entière dont les maladies diathésiques nous offrent le saisissant tableau :
imprégnation telle que la cause morbide semble désormais identifiée avec l'individu, l'accompagne jusqu'à
la mort et bien plus lui survit dans sa postérité. »

La tendance à considérer l'interprétation purement
chimique des phénomènes de la vie comme une interprétation subjective s'accentue chaque jour davantage.
Les exemples des faits qui échappent à la loi des
combinaisons chimiques au sein de l'organisme sont
faciles à produire.

Comment expliquer ces propriétés de tolérance, de
non-absorption des aliments ou des médicaments pen-

dant la période de sécrétion exagérée des glandes, des follicules muqueux, pendant le paroxysme de la fièvre intermittente, dans le tétanos, dans la lienterie, etc.

Plusieurs d'entre nous ont pu voir chez les cholériques des doses considérables d'opium tolérées jusqu'au moment où la défervescence du mal rendait subitement à l'organisme ses facultés d'absorption et exposait le malade à périr dans le narcotisme.

Les remarquables expériences de M. Claude Bernard sur le plus violent des poisons végétaux, le curare nous ont appris ce fait inattendu, que la muqueuse digestive est réfractaire à son action; tandis que la substance toxique inoculée avec la pointe d'une aiguille, chez un lapin, entraîne rapidement la mort, cette même substance introduite à bien plus forte dose dans l'estomac, s'élimine sans nocuité.

Un chien préparé avec une fistule stomacale avale avec ou sans aliment du curare : on retire au bout de quelque temps du suc gastrique et on reconnaît que ce suc a toutes les propriétés mortelles d'une solution de curare. On a alors sous les yeux ce singulier spectacle d'un chien qui porte dans son estomac, sans en ressentir aucune atteinte, un liquide qui donne la mort instantanément quand on l'inocule aux animaux qui sont autour de lui.

Chez un autre chien, on isole une anse d'intestin grêle entre deux ligatures après y avoir introduit un double mélange en dissolution de curare et de prussiate jaune de potasse. Deux heures après l'animal n'était pas mort et on retrouvait du prussiate de potasse dans son urine, ce qui prouvait que l'absorption n'avait pas été empêchée. Cependant le curare n'avait pas été absorbé, puisque l'animal n'en avait éprouvé aucun effet.

Or, ce fait scientifique qui a sa rigueur absolue, qui n'échappe pas à sa loi de production, établit les propriétés de la muqueuse.

Nous avons donc une membrane douée d'une sensibilité propre, une membrane qui est le siége de la sensibilité organique ou interne, de même que la peau et les organes des sens sont le siége de la sensibilité externe ou de relation.

Les sensations produites sur la muqueuse déterminent des actions réflexes comme en provoquent les sensations cutanées ou musculaires. Ces actions peuvent se traduire par la congestion des parenchymes de l'estomac, du foie, de la rate, du poumon, du cerveau, pour ne citer que les principaux viscères, et le mécanisme employé sera sa dilatation ou le resserrement des vaso-vasorum sous l'influence de l'innervation.

Pour définir le sang d'une manière générale, nous dirons, d'après M. Claude Bernard, « que nous considérons ce liquide comme un véritable milieu que tous les organes concourent à former et dans lequel ils vivent.

« C'est dans le sang que pénètrent toutes les substances nutritives, médicamenteuses ou autres absorbées par diverses voies.... Ce liquide n'est au fond qu'un produit de sécrétion organique. »

Au point de vue anatomique, le sang présente à considérer:

1° Le système d'enveloppe, le cœur et les vaisseaux;

2° Les éléments constitutifs du liquide lui-même.

Sous le rapport physiologique, les fonctions san-

guines renferment tous les problèmes essentiels ; la
biologie ne trouvera de solution qu'avec les connaissances acquises dans cette étude. En effet le mécanisme du mouvement vital, les phénomènes trophiques,
leurs conditions d'équilibre par la régression des produits organiques, les modifications dues à l'influence
de l'alimentation, de la température, sont autant de
points à élucider et qui tous aboutissent à cette atmosphère intérieure.

1° Le cœur, les artères, leur terminaison capillaire
en rapport médiat avec les racines et les troncs veineux
forment la cloison circulatoire.

Les notions antérieurement acquises sur la structure
de ces tissus sont encore incomplètes touchant surtout
l'organisation des capillaires; la chimie et l'histologie
moderne ne se sont pas prononcées sur ce point d'une
manière absolue. Aussi admettre les filets nerveux
dans le tissu conjonctif ou la membrane adventice des
capillaires, est plutôt une solution pressentie que rigou-
reusement démontrée.

L'état actuel de cette question est analysé dans un
travail très-important de physiologie expérimentale
récemment publié (1).

M. Vincent Chirone, de Naples, cherchant à déterminer le mécanisme d'action de la quinine sur la circulation, a voulu vérifier les interprétations diverses
qu'on donne à l'innervation cardiaque.

Préciser comment le cœur, organe musculaire, est in-

_____

(1) Mécanisme d'action de la quinine sur la circulation. Recherches
expérimentales exécutées au muséum d'histoire naturelle, par le
Dr Vincent Chirone, de Naples. (*Gaz. hebdomadaire*, numéro du
9 janvier 1875 et suivants.)

fluencé dans ses fonctions par sa propre contractilité et
son double système de nerfs est un problème qui s'impose tout d'abord au physiologiste.

D'une part il s'agit de séparer ou de combiner l'action du pneumo-gastrique d'origine cérébro-spinale
avec celle du grand sympathique ; de l'autre, il faut attribuer un rôle aux ganglions disséminés à l'embouchure des veines caves, dans la cloison des oreillettes
et dans le sillon coronaire.

Dans ce travail sont relatées les expériences et discutées les théories qui s'y rattachent. MM. Weber et
Budge admettent un antagonisme de fonctions entre le
vague et le sympathique ; le pneumo-gastrique et les
ganglions auxquels il vient se joindre composent un
système modérateur tandis que le grand sympathique
et ses ganglions seraient excitateurs.

Pourquoi cette exception à la règle ? observe M. Luciani. Comment l'excitation d'un nerf, celle du vague,
par exemple, peut-elle avoir cet effet paralysant sur le
muscle cardiaque, alors que toutes les irritations nerveuses produisent un effet contraire quand elles sont
appliquées aux muscles ?

Une longue série de faits expérimentaux institués
par les savants les plus autorisés pour résoudre ce difficile problème infirme l'explication de MM. Weber et
Budge. Dans ses dernières et récentes recherches,
M. Schiff partant de ce fait démontré déjà, que la
moelle épinière pouvait être détruite sans que pour cela
l'activité du cœur diminuât, admet que le cœur n'a
nullement besoin de l'innervation extrinsèque pour
fonctionner. Il établit par des expériences fort ingénieuses que ni les nerfs spinaux, ni les sympathiques,

ne sont moteurs du cœur et qu'une double espèce de fibres nerveuses motrices naît du vague; l'une a le pouvoir de retarder les systoles cardiaques, tandis que la seconde les accélère. Cette interprétation physiologique trouverait sa raison d'être dans les conditions des anastomoses. Est-ce à dire pourtant qu'il ne puisse y avoir des nerfs extrinsèques capables d'agir sur le cœur? M. Schiff ne le nie point, mais les spinaux ne pourraient atteindre ce but qu'indirectement, c'est-à-dire en augmentant la pression artérielle.

Il ne suffit pas de considérer le système nerveux isolément, l'activité musculaire réclame aussi sa part dans les fonctions cardiaques.

Pour M. Luciani, les mouvements du cœur sont automatiques; mais combien d'influences diverses peuvent intervenir, la tension vasculaire par exemple, et les modifications dues aux variations de température: toutes les origines d'actions réflexes sont donc à considérer dans ces phénomènes complexes.

M. Chirone, après l'examen de toutes ces interprétations expérimentales, constate qu'il y a beaucoup de doutes à éclaircir, beaucoup de lacunes à remplir dans cette question de l'innervation du cœur. Il rend hommage à M. Schiff, dont le mérite a été d'avoir expliqué de nombreuses contradictions apparentes, et d'avoir mis en relief l'action des diverses anastomoses par lesquelles les excitations peuvent avec une grande facilité passer d'un nerf à l'autre et donner lieu à des faits inconstants et souvent contradictoires.

La structure des vaisseaux sanguins perd de sa netteté à mesure que ces conduits se rapprochent de leur terminaison périphérique.

Les anatomistes ont très-bien décrit les tuniques des grosses artères et des artères moyennes; dans les premières abonde l'élément élastique, tandis que les membranes musculeuses prédominent dans les secondes. Il n'en n'est plus de même pour les capillaires où s'effacent ces éléments figurés. La physiologie admet bien le pouvoir contractile des capillaires, en leur prêtant une membrane anhyste, mais l'histologie n'a pas vérifié, du moins chez l'homme, cette complexion hypothétique. Pourtant il reste acquis que, outre une couche cellulaire interne qui se continue avec l'épithélium des artères et des veines, il y a une autre couche extérieure capable de se contracter. Ces résultats paraissent régulièrement déduits de recherches d'anatomie comparée (1).

M. Rouget a découvert dans les capillaires de la queue des girins une tunique adventice en communication avec la tunique musculaire des artères et des veines, et douée d'un pouvoir contractile.

Le tissu connectif abonde dans la partie la plus extérieure de la paroi artérielle, et entre ses mailles passent non-seulement les vaso-vasorum, mais encore les filets nerveux qui se joignent de diverses manières aux ganglions sympathiques disséminés çà et là.

Ces notions une fois établies, le physiologiste avait à déterminer l'influence de la contractilité propre des capillaires et celle de leur double système nerveux.

L'expérience devenue classique dans laquelle M. Claude Bernard faisait la section du filet sympathique au ganglion cervical, démontra que les nerfs *vaso-*

_____

(1) Communication à l'Académie des sciences, 31 août 1874.

moteurs se divisent en deux espèces ayant chacune des fonctions différentes; l'excitation des uns produit le spasme, le resserrement des vaisseaux, tandis que leur paralysie amène la dilatation paralytique des capillaires innervés.

Bref, il semble hors de doute qu'il y ait des nerfs *vaso-moteurs constricteurs* et des nerfs *dilatateurs*.

Grande est la divergence parmi les physiologistes pour expliquer ces propriétés ou ce mécanisme. Quoi qu'il en soit, nous voyons les plus habiles expérimentateurs s'appliquer à résoudre la question.

MM. Claude Bernard, Schiff, Rouget, Luciani, Brown-Sequard, Vulpian et Carville, Arloing et Léon Tripier, Onimus et Legros, ont apporté de savantes contributions pour élucider ce problème.

Nous ne pouvons nous engager plus avant dans l'analyse de ces faits expérimentaux; nous n'avons emprunté à l'intéressant mémoire de M. Chirone qu'une partie accessoire de son travail, nous ne voulions rappeler que des conclusions acquises.

Un résumé des connaissances actuelles de l'innervation cardiaque et vasculaire, trouvait naturellement sa place dans des recherches sur l'anémie; car il faut bien accepter que le système nerveux ne peut plus désormais être distrait d'un problème physiologique ou pathologique. Malgré les réserves et les incertitudes qui se rattachent aux solutions données, nous devons croire à un réel progrès dans l'interprétation des fonctions organiques, progrès dû à l'étude simultanée des actes nerveux qui les dirigent.

2° Analysé dans ses éléments constitutifs, le sang renferme le *plasma*, liquide complexe, incolore.

Et les *globules*, tenus en suspension dans ce fluide.

La composition du sang varie avec les régions et les organes qu'il traverse. Il importe de ne pas oublier que ses qualités physiques diffèrent absolument, selon qu'on l'observe dans le système clos des vaisseaux ou en dehors de leurs parois. En effet, dès qu'il est exposé à l'air il se produit des phénomènes de coagulation dus au passage à l'état solide de la fibrine normalement dissoute ; la séparation ne s'opère pas comme un précipité ; les filaments fibrineux retiennent dans leurs mailles les globules, et l'ensemble des éléments est pris en masse pour constituer le *caillot*.

Pendant la période inflammatoire des maladies, le caillot présente une particularité : les globules, obéissant à la pesanteur, se séparent et tombent au fond du récipient, et à la surface on voit se former une matière blanchâtre connue sous le nom de *couenne inflammatoire*, laquelle n'est en réalité que du plasma devenu solide et surnageant dans le sérum.

Dans le plasma, comme dans un réservoir commun, aboutissent toutes les humeurs de l'économie, le chyle ou produit des substances alimentaires, la lymphe et tous les liquides interstitiels.

Composition du sang. — Malgré l'instabilité de ses éléments, pour mieux dire de leurs proportions, on reconnaît des principes constants (1).

Chez le cheval, sur 1,000 parties, nous trouvons ce rapport :

_____

(1) Tableau pris au cours de physiologie du Collége de France, le 8 mai 1874.

Sang...................... { Plasma............ 673,8
{ Globules............ 326,2

	Plasma (pour 1000).	Globules (pour 1000).
Eau................................	908,4	565
Substances solides...................	91,6	435
Poids spécifiques.............	1,028	1,0885

Principes immédiats.

		Plasma	Globules
Spéciaux....	Fibrine................	4,05	Hématine.............................. 16,75
	Albumine..............	78,84	Membrane hémato-cristalline......... 282,22
Communs...	Graisse...............	1,72	2,31
	Matières extractives.....	3,94	2,60

Matières minérales.

	Plasma	Globules
Chlore................................	3,644	1,686
Acide sulfurique.......................	0,115	0,066
Acide phosphorique....................	0,191	1,134
Potassium............................	0,523	3,828
Sodium...............................	3,341	1,052
Phosphate de chaux.....	0,311	0,114
Phosphate de magnésie...............	0,222	0,073

Chez l'homme et les espèces animales supérieures, les globules sanguins nageant dans le plasma sont rouges ; chez les êtres inférieurs où les globules sont blancs, le sang reste à l'état de lymphe, ce qui ex- plique la simplicité plus grande, la moindre activité des phénomènes vitaux.

Les globules blancs ou leucocytes existent aussi chez les mammifères en quantité très-faible par rap- port aux globules rouges, mais cela n'est vrai que pour le milieu sanguin ou coloré ; ils sont au contraire très-abondants dans la lymphe et doivent être consi- dérés comme des éléments généraux de l'économie.

Il y aurait une grande importance à être fixé sur le point suivant :

Le globule sanguin a-t-il les caractères cellu- laires, c'est-à-dire ceux établis par Schvann : 1° une membrane d'enveloppe ; 2° un contenu ; 3° un noyau ? Cette texture propre, tantôt affirmée, puis contre- dite par Max Schultze et d'autres physiologistes, a été étudiée de nouveau dans des *Recherches sur les éléments du sang* (*Archives physiologiques*, n° 1, 1875). L'auteur, M. L. Ranvier, constate, dans les globules rouges des amphibies, l'existence des nucléoles, cette condition propre à la cellule ; mais ont-ils une mem- brane d'enveloppe ? Il résulterait de ses observations histologiques que les globules rouges du sang ont une enveloppe formée par une substance très-ductile et molle comme une pâte, se laissant traverser par des corps et se refermant sur eux sans conserver aucune trace de leur passage ; elle serait, jusqu'à un certain point, comparable à l'enveloppe d'une bulle de savon.

Les principes immédiats du plasma sont parmi les

spéciaux, la fibrine et l'albumine ; ces substances dissoutes conservent cet état physique tant que persiste l'intégrité de leur contenant, la paroi des vaiseaux ; elles ne se séparent que sous l'influence d'une lésion intra-vasculaire, soit une ulcération de la membrane interne des artères ou des veines, soit sous l'influence d'une inflammation violente du rhumatisme articulaire aigu, par exemple, ou de la phlébite.

Nous avons vu le mécanisme de la coagulation : la fibrine abandonne l'albumine pour former le caillot avec les globules ; l'albumine reste dissoute dans le sérum.

Parmi les principes communs, la graisse est déversée dans le sang par les chylifères qui l'ont émulsionnée en même temps qu'ils la puisaient dans les aliments.

Il y a aussi du sucre en faible proportion, 0,002, il provient du foie et non des substances sucrées ingérées.

Dans les matières extractives il faut comprendre les produits de désassimilation, l'urée, la créatine, etc., transformation régressive des composés azotés.

Les matières protéiques qu'on rencontre dans les globules sont l'hématine et l'hémoglobine ; cette dernière substance a pour propriétés spéciales la coloration du sang et son affinité facile pour les gaz.

Ces fluides sont répandus en grande quantité dans l'atmosphère sanguine, mais sans proportion fixe. On trouve jusqu'à 25 0/0 d'oxygène dans le sang artériel et 50 0/0 d'acide carbonique dans le sang veineux ; l'azote se répartirait en quantité égale de 8 0/0 dans les deux espèces de sang.

Le fer decélé par l'incinération est tout entier contenu dans l'hémoglobine. Les auteurs le supposent combiné sous forme d'oxyde et fixent sa proportion à 0,10 pour 100 grammes de sang frais, quantité équivalant à 0,45 de fer métallique pour mille.

Les conditions de vitalité du sang offrent encore à considérer sa température et les limites dans lesquelles elle traduit l'état de santé ou de maladie.

Enfin la qualité chimique de cette humeur.

Nous insisterons sur ce dernier point parce qu'il a le caractère d'une loi physiologique immanente. Le sang est alcalin; aucune observation bien prise sur le vivant n'a infirmé cette vérité. M. Andral n'a jamais rencontré d'exception à cette règle.

Tous les liquides afférents à la circulation participent à cette réaction alcaline ; les humeurs acides de l'économie, les urines, la sueur, ne pénètrent pas dans le milieu sanguin une fois formées : elles sont excrétées par des appareils spéciaux, et nous savons que de véritables symptômes toxiques se manifestent dans cette forme pathologique, la résorption urineuse.

L'alcalinité du sang se maintient-elle à un degré constant, n'est-elle susceptible d'aucune variation ? M. Claude Bernard répond : « Il est utile de dire que l'intensité de cette réaction peut se modifier dans certaines circonstances et devenir plus ou moins alcaline. Mais c'est alors le résultat d'altérations que les expériences seules pourront nous faire connaître et sur lesquelles nous n'avons encore aucune indication précise. »

M. Charles Robin semble plus affirmatif et ne pas reconnaître ces nuances. Il s'exprime ainsi dans ses

Leçons sur les humeurs normales et morbides du corps de l'homme, 1869 :

« Le sang réagit alcalin chez tous les animaux tant à l'état normal que dans toutes les conditions morbides où il a été examiné. »

M. Mialhe dit (page 650, *Chimie appliquée à la physiologie*) :

« Dans l'état physiologique de la santé, les trois principaux liquides de l'économie animale : le chyle, la lymphe, le sang sont alcalins ; leur somme de base alcaline est beaucoup plus considérable que la somme d'acides contenue dans les autres humeurs du corps humain. C'est donc dans un milieu alcalin que s'accomplissent les réactions et mutations chimiques qui président aux phénomènes les plus importants de l'existence... Cet ordre de choses peut changer sous l'influence de l'alimentation, des habitudes, des maladies, des médicaments. Les sécrétions naturellement alcalines peuvent devenir neutres et même acides ; les sécrétions naturellement acides peuvent devenir neutres et même alcalines ; par ces transformations elles indiquent la nature chimique du milieu où elles puisent. Or, ce milieu ne peut changer sans déterminer de graves désordres dans l'économie ; il est donc d'une grande importance de maintenir ou de ramener les humeurs vitales à leur état normalement chimique. »

S'il est fait allusion au sang, on ne saurait souscrire à ces conclusions, puisqu'il est démontré que la vie n'est compatible qu'avec un certain degré d'alcalinité de cette humeur.

Les causes de l'alcalinité du sang s'expliquent par la composition chimique du plasma, dans lequel pré-

dominent les phosphates et les carbonates de soude.
Ces sels favorisent énergiquement la dissolution de
l'acide carbonique dans le plasma, et le sang, très-
avide de se combiner avec ce gaz, s'en charge pour
accomplir les fonctions de la respiration.

D'après M. Charles Robin, ce seraient le carbonate
et le phosphate tribasique de soude qui donnent au
sang sa réaction alcaline.

M. Rabuteau rectifie cette opinion fondée sur les
analyses d'Enderlin. Le phosphate trisodique ne peut
sans se décomposer exister dans le sang riche en acide
carbonique, il conclut que l'alcalinité est due au bicarbonate de soude. Quelques faits essentiels sont à
retenir dans cet aperçu général de la constitution ana-
tomo-chimique du sang:

1° Le rôle des vaisseaux actifs, avec leur élasticité,
leur contractilité propre et leur double innervation qui
les soumet à l'empire des actions réflexes;

2° Celui des globules rouges ou hématies, circulant
dans le plasma sans être pénétrés par lui et servant
d'intermédiaire à tous les échanges des transmutations
intra-organiques.

M. Charles Robin s'élève avec une impatience un
peu vive contre les auteurs qui croient avoir défini le
sang en l'appelant *une chair coulante*. Il n'y a pas, dit-
il, de plus mauvaise définition que celle-là, attendu
que le sang est aussi bien de l'urine, de la bile coulante que de la chair coulante ; car il y a un échange
incessant entre les matériaux venant des aliments et
de la respiration, et ceux qui sont restitués au sang
par les parties solides, comme les muscles, les nerfs, etc.,
matériaux qui, une fois qu'ils ont accompli leur rôle,

3

deviennent nuisibles et sont destinés à être rejetés par les urines, la sueur ou par l'exhalation pulmonaire, lorsqu'il s'agit de l'acide carbonique.

Ceux-là méconnaissent encore plus ces données fondamentales sur le rôle des milieux et sur celui du milieu intérieur que remplit le sang, qui disent que ce dernier est un *tissu*, ou même, chose plus absurde s'il est possible, qui l'appellent un *organe*. Anatomiquement, cette critique paraît justifiée. Nous ne trouvons en effet, dans l'hématie, aucune organisation analogue à celle d'une glande pourvue de son conduit sécréteur, ni même à celle d'un simple follicule, mais au point de vue physiologique il y aurait peut-être à faire des réserves.

Parce que l'hématie manque de cette organisation spéciale, peut-on lui dénier la fonction d'un véritable organe? Voici un globule animé, locomobile, s'imprégnant successivement dans son parcours de principes gazeux cédés par l'atmosphère, et rejetant pour cet échange les produits de désassimilation puisés dans le plasma. L'absorption, la sécrétion ne s'opèrent pas sans doute comme dans une glande ordinaire, mais le résultat est identique.

Genèse du sang. — Au début de la vie embryonnaire, les globules sanguins peuvent se reproduire eux-mêmes par divisions successives (Remak), puis à partir du quatrième ou cinquième mois, chez le fœtus, les divisions cellulaires n'ont plus lieu, et c'est en dehors de son milieu que le sang trouve la réparation de ses hématies. Les appareils qui coopèrent à cette formation sont nombreux; il est généralement admis que les glandes sanguines, la rate, le thymus, la glande thy-

roïde, le foie fonctionnent comme des organes hémato-
poïétiques, mais la rénovation des globules paraît avoir
sa source principale dans les glandes lymphatiques et
lymphoïdes.

La lymphe présente beaucoup d'analogie de composition avec le sang ; de même que ce liquide, elle est
formée d'un plasma tenant en suspension des corpuscules (lymphatiques) dont la ressemblance avec les
leucocytes ou globules blancs est frappante. Il y a
plus, cette similitude se poursuit entre les cellules lymphatiques et les cellules glandulaires et folliculaires,
de telle sorte que, par extension, les muqueuses, le
tissu cellulaire lui-même concourraient aussi à la re-
production sanguine.

Ce résumé rapide de l'étude du sang à l'état normal
était nécessaire pour nous faire mieux comprendre ses
altérations morbides.

M. Claude Bernard a formulé cet axiome de médecine expérimentale : « c'est que nous ne devons jamais
établir de séparation réelle entre les phénomènes physiologiques et les phénomènes pathologiques, ces derniers n'étant que des modifications ou des altérations
des premiers. Il n'y a, en réalité, qu'une seule physiologie, qui comprend l'étude des fonctions à l'état physiologique et à l'état pathologique.

§ III.

De l'anémie.—Nous conservons à ce mot le sens qu'on lui attribue généralement, sens plus large que celui de son étymologie rigoureuse et qui exprime l'appauvrissement *(sanguis boni penuria)* (Alberti). En analysant ensuite nous aurons à préciser par d'autres désignations les formes spéciales *(aglobulie, hydrémie, désalbuminémie,* etc.).

L'anémie peut être générale, exister dans tout le système sanguin, ou locale, c'est-à-dire affecter le sang dans un point circonscrit de ses vaisseaux. L'*ischémie,* anémie locale, exprime « l'arrêt de la circulation arté- « rielle, l'état des parties où n'arrive plus le sang. » *(Dict. Robin et Littré.)*

On peut produire l'ischémie artificiellement par toutes les compressions, les gênes apportées dans la circulation périphérique ou profonde ; les signes, les conséquences de ces constrictions sont connus de tous ; quant aux causes qui les provoquent elles sont multiples et variées comme toutes les influences physiques auxquelles le corps est exposé. Leur mécanisme s'explique suivant les lois de l'hydraulique, avec cette différence que l'organisme, grâce à ses propriétés de tissus, possède des moyens compensateurs, la dilatation des collatérales, pour réagir contre l'obstacle.

En dehors des occasions extrinsèques d'ischémie il s'en produit de spontanées ; telle serait l'anémie locale survenant chez le vieillard après l'oblitération d'une artère par ossification ou par un athérome, ou celle que l'on constate dans les membres inférieurs quand l'intoxication par le seigle ergoté détermine des embolies.

Nous n'avons pas à insister sur l'ischémie, l'organe qui en est le siége se sépare momentanément ou ne se relie que par des rapports insuffisants avec l'ensemble de la circulation ; de cet isolement résultent le dépérissement, l'atrophie, la dégénérescence graisseuse des membres ou des lésions viscérales profondes.

Les diverses anémies dans leurs manifestations plus étendues proviennent de l'altération d'un des principes constituants du sang.

M. Sée distingue quatre types : selon qu'il y a diminution de la masse du sang, perte des globules rouges, dilution du plasma dans un excès d'eau, ou appauvrissement du sérum en principes albumineux, l'anémie sera :

Oligaimique,
- Globulaire,
Hydrémique,
Albumineuse.

1° Une hémorrhagie traumatique ou spontanée, une saignée amènent évidemment l'oligaimie ou la réduction de la masse totale du sang, mais ce n'est qu'un accident transitoire et le plus souvent vite réparé ;

2° La diminution des globules est la forme la plus ordinaire, la mieux caractérisée de l'anémie générale, il semble même que l'*aglobulie* puisse être considérée comme le signe pathognomonique de l'anémie, parce qu'elle se rencontre dans toutes ses variétés. En effet, l'hématie vit, fonctionne dans le plasma avec des conditions définies ; l'équilibre de ces conditions vient-il à se détruire, le globule rouge est immédiatement modifié, sa lésion est simultanée avec celles de son milieu ;

3° M. Sée reconnaît implicitement que l'hydrémie est rarement primitive en expliquant le mécanisme de sa production. Aussitôt après une saignée la pression intra-vasculaire diminue, l'équilibre entre le sang et les liquides des parenchymes environnants étant rompu, il en résulte une résorption de ces liquides, le sang subit une véritable dilution et rétablit promptement son volume tout en perdant sa composition ; en même temps que le sérum augmente diminuent les éléments solides.

M. Potain (*Dict. encycl. des sciences médicales*) pense, si l'on excepte les seuls globules, que les variations en moins de chacun des éléments constituants du sang sont ou trop peu étudiées ou trop rarement isolées et trop subordonnées les unes aux autres, ou enfin trop incertaines dans leurs effets pour caractériser en pathologie des types que la clinique puisse utilement conserver. M. Bouillaud est d'avis que, dans certaines anémies spontanées ou chloroses, la quantité d'eau est manifestement en excès avant que le chiffre des globules soit réduit. Beau considérait la pléthore séreuse ou l'hydrémie comme le vrai caractère chimique des anémies ;

4° La déperdition de l'albumine combinée dans le sérum se produit sous l'influence de diverses causes. On conçoit que des hémorrhagies répétées ne permettant pas au sang de reprendre assez vite sa composition normale, les principes plasmatiques soient aussi réduits et que les proportions d'albumine s'abaissent ; cette soustraction d'une substance protéique azotée entraîne des troubles graves dans les fonctions générales et donne rapidement lieu aux hydropisies. En effet, une coïncidence constante avec la diminution de l'albumine est l'augmentation de l'eau et des sels, ce qui favorise l'exosmose ou la transsudation séreuse. Or, toute hydropisie passive tend bien vite à devenir un symptôme de cachexie. Les hématies ne sauraient conserver leurs propriétés physiologiques dans une atmosphère viciée ; ainsi se trouve justifiée cette proposition que l'aglobulie doit être considérée à juste titre comme le signe le plus vrai de l'anémie si bien que ces deux mots sont pour ainsi dire devenus synonymes.

Jusqu'à ces derniers temps les recherches de MM. Andral, Gavarret, Becquerel et Rodier, Denis de Commercy, Lecanu, servaient de guide pour l'appréciation quantitative des globules rouges. Les moyennes normales établies par ces divers auteurs variaient, mais elles se rapprochaient d'un nombre accepté généralement.

D'après Denis, la moyenne à l'état de santé était 173 pour mille parties de sang frais.

Pour MM. Andral et Gavarret, 128.

Pour MM. Becquerel et Rodier, 135.

En vérifiant par l'addition de la partie liquide qui d'après Schmidt serait quatre fois plus forte que le nombre des globules, on arrive sensiblement au chiffre de 450 à 520 pour mille obtenu dans le pesage des globules à l'état humide.

Les chiffres qui expriment la proportion des hématies sont contestables quant à leur exactitude absolue ;

l'imperfection des moyens d'analyse est la cause de leur divergence, mais leur valeur comparative suffit quand il faut se prononcer entre le sang normal ou anémié.

Une méthode nouvelle de numération: — Le compte globules de M. Mallassez permet des observations plus correctes ; nous aurons à en rappeler les principes à propos des expériences dans lesquelles nous l'avons employée.

Ce qui nous intéresse dans l'étude des maladies chroniques, c'est moins la séméiologie que l'origine des anémies. Nous verrons, en effet, l'altération du sang se manifester dans un grand nombre d'états morbides comme effet immédiat ou consécutif.

Les maladies chroniques présentent toutes un symptôme commun, celui des troubles de nutrition. Quelle que soit la lésion sanguine, nerveuse ou sécrétoire, toujours la digestion est déviée, l'hématologie qui traduit ces déviations devient donc un signe utile à noter.

L'absorption par les voies respiratoires étant la plus directe, la plus certaine, les corps volatils ont une voie de pénétration très-facile par la muqueuse pulmonaire, dans le milieu circulatoire. Les vapeurs toxiques se comportent comme l'oxygène et agissent directement sur l'hématie. Ce sont bien des anémies primitives qui résultent de cette combinaison puisque leurs signes se révèlent fréquemment avant toute autre lésion des solides. L'empoisonnement par le mercure, le plomb, l'arsenic, chez les ouvriers qui respirent dans l'atmosphère de ces substances, permet de vérifier ce fait; quoique moins évident on le retrouve dans les intoxications paludéenne, nicotique, iodique, et celles produites par d'autres agents gazeux délétères, l'hydrogène sulfuré, l'oxyde de carbone, l'acide cyahydrique, etc. Les phénomènes d'asphyxie sont dans ce cas différents de ceux qui s'observent dans les asphyxies par les gaz irrespirables, comme l'azote, l'hydrogène ou simplement l'air confiné, principes inoffensifs par eux-mêmes; leur nocuité provient plutôt de l'obstacle qu'ils apportent aux échanges nécessaires entre l'oxygène de l'air et l'acide carbonique du sang veineux.

L'anémie est dite secondaire quand elle se manifeste après des troubles fonctionnels qui ont persisté longtemps.

Les congestions actives suivies d'hémorrhagies répétées, comme les flux hémorrhoïdaires ou menstruels trop abondants, fournissent un exemple d'anémie consécutive.

Plus indirectement encore nous verrons se produire l'appauvrissement du sang dans toutes les atteintes des fonctions digestives. Dans ce cadre nosologique sont renfermées les conséquences de la soustraction aux règles de la physiologie ou de l'hygiène, l'insuffisance ou l'excès dans l'alimentation ou l'exercice musculaire. C'est rappeler la dyspepsie avec ses nombreuses variétés de siége et de formes.

Comme étiologie nous pouvons constater l'anémie après l'excitation exagérée ou l'épuisement du système nerveux; sous l'influence physique et morale, les préoccupations tristes, les chagrins suivis de découragement sont des causes dépressives qui entravent la vie nutritive, aussi bien que l'exténuation survenant après l'onanisme, les excès vénériens.

La rapidité d'altératiou des hématies est loin de suivre une marche uniforme, elle est subordonnée à l'importance des éléments sanguins envahis par la maladie. Si les principes communs, la graisse ou les matières extractives, sont seuls en cause, on voit persister longtemps encore l'intégrité globulaire. Tous autres sont les conséquences si les principes immédiats spéciaux, l'albumine par exemple, a transsudé hors des vaisseaux, l'anémie se déclare rapidement, et devient difficilement réparable.

Enfin une substance récrémentitielle, la bile, peut-elle circuler en proportion exagérée dans le sang et ne pas donner lieu à l'anémie ?

M. Gorup - Besanez a constamment observé la diminution des globules rouges dans l'ictère, la cirrhose.

Telles sont les propositions générales qu'il nous semblait utile de résumer avant de décrire les expériences auxquelles nous avons eu recours pour juger de l'action des alcalins sur la composition du sang.

CHAPITRE II.

Expériences. — Emploi de la méthode Malassez. — Observations sur les animaux : chiens, poulets, lapins. — Numération des globules rouges chez un homme soumis depuis 28 ans à des doses très-fortes de bicarbonate de soude. — Relation de cas où il a été fait un abus prolongé des eaux de Vichy.

Trois faits étaient à constater dans des recherches hématologiques après l'emploi des alcalins :

1° Maintien, diminution ou augmentation des hématies ;

2° Corollaires. Variations dans les degrés de la température animale ;

3° Modification de l'activité nutritive, se mesurant par le poids.

Suivant que l'expérimentation enregistrait des réponses positives ou négatives à ces questions, il y avait lieu d'affirmer ou de nier l'existence d'une anémie spéciale par rapport à sa cause l'*anémie alcaline*.

Une étude complémentaire eût été l'analyse simultanée, à l'aide du sphygmographe, des phénomènes circulatoires. Si à l'aide de tracés graphiques nous avions pu déterminer les changements survenus dans l'activité sanguine en mesurant les contractions cardiaques et vasculaires, nous aurions pénétré plus avant dans le problème résolu jusqu'ici par des interprétations exclusivement chimiques.

Cette étude des alcalins sur l'innervation de l'appareil sanguin, nous l'avons réservée, sa difficulté d'application sur des animaux de petit volume nous exposait à des erreurs C'était d'ailleurs entreprendre l'étude physiologique approfondie d'un médicament. Moins ambitieuse était notre tâche ; nous voulions simplement contrôler un fait que la clinique nous avait révélé ; la non existence d'une anémie alcaline.

Et d'abord le point de départ de nos investigations était-il justifié ? Pouvions-nous arriver à des conclusions rationnelles avec la méthode dont nous faisions usage ?

Dans les préliminaires de notre travail, nous nous sommes attaché à montrer toute l'importance qu'il faut, en hématologie, accorder aux globules rouges. Les plus autorisés parmi les physiologistes admettent que l'hématie accomplit dans l'organisme les fonctions les plus élevées de l'ordre vital. Directement ou indirectement toutes les altérations de la santé retentissent sur l'hématie. Si les causes morbifiques produisent cet effet, les agents thérapeutiques agiront de même.

Il y aurait donc un grand avantage à pouvoir comparer, en les mesurant et les comptant, les globules sanguins dans diverses conditions ; alors même qu'un procédé semblable n'expliquerait rien des phénomènes interposés, nous aurions conquis par lui un résultat considérable.

Laissons de côté les méthodes anciennes qui tendaient vers ce but avec des moyens trop détournés, trop infidèles, et parlons brièvement de la méthode Malassez en rappelant en quoi elle consiste.

Un mélangeur, celui de M. Potain, dilue le sang

dans un véhicule, en proportions connues au centième ou au deux centième. Le liquide ainsi titré est introduit dans un tube capillaire très-fin, horizontalement fixé sur une plaque translucide et passe dans le champ réglé d'avance d'un microscope. La mensuration préalable du champ s'obtient au moyen d'un oculaire quadrillé et d'un micromètre objectif. Quand on opère la numération, le capillaire rempli du mélange est mis à la place du micromètre et correspond exactement par son contenu au volume figuré par le micromètre. Grâce à la dilution, les globules sanguins s'isolent, s'étalent en nappe assez régulière pour pouvoir être comptés sans difficulté trop grande.

M. Malassez entoure la manœuvre de son appareil de toutes les précautions nécessaires, comme il convient pour un instrument de précision, il indique les causes d'erreurs et fixe les limites d'écart entre les chiffres obtenus. En tenant compte des développements précis donnés par l'auteur sur sa méthode, nous souscrivons très-bien à l'emploi facile qu'on en peut faire.

Retenons et appliquons les préceptes suivants : Opérer avec les mêmes instruments ;

Avec le même sang préparé et les mêmes instruments, faire plusieurs fois de suite des numérations dont on prendra la moyenne pour résultante ; nous ajouterons, prendre toujours le sang dans le même point.

Le laboratoire de M. Chauveau, si généreusement ouvert à toute investigation scientifique, nous a fourni les premiers moyens d'analyse.

Voici comment nous avons procédé avec l'assistance

de MM. Toussaint et Léon Tripier. Le 14 février 1874, nous prenons un chien épagneul, de petite taille, âgé de moins de 4 ans, en observation à l'école vétérinaire depuis le 1er décembre 1873, pour une morsure cicatrisée rapidement sur la face dorsale des naseaux.

État de l'animal au moment de sa mise en observation : bien portant, vif, mangeant bien. Coloration ardoisée de la muqueuse palatine et du liseré gengival, signe de race. En d'autres points et sur la langue, muqueuse fraîche et rosée.

Régime : deux repas réguliers chaque jour, le matin à 10 heures ; le soir à 5 heures, soupe de pain et de bouillon.

Le 14 février 1874, piqûre sous l'oreille gauche, sang dilué avec le sérum artificiel dans le mélangeur Potain au deux centième.

Numération des globules rouges et blancs.

Moyenne de sept numération, 131 globules rouges.

Les globules blancs n'apparaissent qu'au nombre de 1 ou 2 dans le champ optique, nous ne les déterminerons pas désormais. La proportion en est très-faible.

M. Charles Robin la fixe à 1 pour 300 globules rouges dans le sang humain. Le calcul, d'après le calibre du tube capillaire, nous indique :

$$131 \times 159 \times 200 = 4165800$$

Verick. Ocul. quadrillé...... 2

Objectif........... 6

Deuxième expérience. — 1er mars. Le chien a gardé son régime ordinaire.

Comme la précédente, la numération est faite entre les repas, avant celui du soir ; elle a pour but de contrôler la première.

Poids de l'animal avec collier... 4860
Température rectale.......... 39° 1/5
Moyenne de 7 numérations... 133
          133×159×200=4239989.

Le régime alcalin, commencé le 2 mars, consiste en eau de Vichy (source des Célestins), elle sert de boisson et d'assaisonnement à la soupe.

Le 3 avril, après 30 jours du régime ci-dessus, examen :

Rien à signaler de bien anormal dans les habitudes du chien, enfermé dans sa niche comme précédemment ; après 4 ou 5 jours, selles relâchées, colorées de bile ; l'effet diurétique n'a pu se mesurer.

Pas de faiblesse ni de somnolence.

Trois ou quatre fois l'appétit a semblé diminuer, l'animal ne faisait pas honneur à sa soupe. On explique ce dégoût par une coïncidence, celle d'une date hebdomadaire. Le lundi le régime n'est pas gras, les élèves de l'école, en sortant le dimanche, privent d'un bouillon gras le lendemain les animaux qui vivent de leur desserte.

Poids avec collier........ 4935
Température............ 39° 3/5
Moyenne de 7 numérations. 186
     Calcul : 186×159×200=5914800.

Dans les 30 jours il a été consommé 17 bouteilles d'eau des Célestins qui représentent, à 5 grammes environ de sel par litre, 85 grammes.

Autre expérience. — Le 22 avril, après 19 jours de retour au régime ordinaire :

Poids avec collier......... 4980
Température............. 39° 3/5
Moyenne de 7 numérations. 141.14
Calcul : $141.14 \times 159 \times 200 = 4483800$

Le 30 avril, nous prions le Dr Léon Tripier de faire une nouvelle analyse :

Poids avec collier......... 4800
La température n'est pas prise.
Moyenne de 7 numérations.. 180.43
Calcul : $180.43 \times 159 \times 200 = 4737674$.

M. Toussaint nous informe qu'à ce moment le chien est tombé malade, dépérit, en proie à un prurit très-violent qui a pour siége les oreilles. M. Toussaint croit reconnaître une maladie parasitaire des oreilles. Il excise les poils, un peu de tissu sous-jacent et prescrit des frictions, à la suite desquelles se produit de l'amélioration.

Les numérations faites par M. Léon Tripier présentent une anomalie : le nombre des globules est plus élevé qu'il ne l'était 8 jours auparavant, et le poids a diminué, conséquence de la dénutrition générale.

Ne peut-on pas expliquer ce fait irrégulier par la coïncidence de l'hypérémie locale qui déterminait le prurit et dans laquelle étaient pris les globules à analyser ?

Vers le 24 mai, le chien encore malade est envoyé à Vichy, où nous le gardons jusqu'au 12 octobre. Mis en liberté il mange à discrétion les premiers jours sans régime spécial.

Le 29 mai on met de l'eau alcaline dans la soupe et dans l'abreuvoir.

Le 6 juin une pesée (5417), la température 39 3/5 té-
moignent de la reprise de la santé, pas de numération
à cette date.

Pendant l'été, rien à signaler dans les allures de l'a-
nimal, il va, vient, se baigne souvent.

Notons 24 litres minimum, consommés dans l'intervalle de juin à octobre pour rester en deçà des quantités appréciables.

La dose de l'eau alcaline assaisonnant la soupe n'a
pas été mesurée, n'oublions pas que le chien malade
a été en dehors des conditions régulières de l'observation dans la deuxième série des expériences.

Nous faisons l'analyse le 4 octobre 1874.

Poids...................,........ 5850
Température................... 39 2/5
Moyenne de sept numérations. 269,57
Verick oculaire 2 quadrillé.
       Obj.   3   —
Capillaire Charles Hansen, 85 pour 500.
Calcul : $269,57 \times 85 \times 200 = 4,582,690$.

Retour au régime de l'eau ordinaire le 5 octobre, le
chien vit en partie à la campagne.

Analysé le 30 décembre.

Poids...................... 5830
Température............... 39 2/5
Moyenne de sept numérations. 195,57
Calcul : $195,57 \times 85 \times 200 = 3,324,690$.

Du 1er janvier au 12 février 1875, l'eau alcaline est
reprise en même temps que le chien est à l'attache. Il
parait souffrir de la reclusion, perdre de l'appétit; pourtant le 12 février nous enregistrons :

Poids...................... 6150
Température................. 40 1/5
Moyenne de cinq numérations.. 168,6
Calcul : 168,6 $\times$ 85 $\times$ 200 = 2,856,000.

Nous ne faisons pas figurer les globules graisseux qui sont en nombre considérable.

Pensant que les habitudes de reclusion, le manque d'exercice, ont amené cette forme de dégénération graisseuse, nous renvoyons l'animal vivre en liberté à la campagne sans eau alcaline, et après 20 jours, le 9 mars, voici ce que nous constatons :

Poids..................... 5700
Température................ 39 2/5
Moyenne de cinq numérations. 160,2
Calcul : 160,2 $\times$ 85 $\times$ 200 = 2,723,400.

Les globules graisseux ont notablement diminué.

Enfin nous avons voulu reprendre dans les mêmes conditions de liberté à la campagne l'action des alcalins. Le chien y a été soumis régulièrement du 9 mars au 5 avril, date de notre dernière analyse.

Poids..................... 5730
Température................ 39 1/5
Moyenne de cinq numérations. 221
Calcul 221 $\times$ 85 $\times$ 200 = 3,757,000

Dans cet exposé de nos expériences nous remarquons une grande différence entre les chiffres obtenus dans la première et la seconde série.

Elle s'explique par le changement d'instruments. Nous n'avions pu emporter le microscope et le compte-globules dont nous nous servions au laboratoire de

M. Chauveau. En employant un autre capillaire, un autre objectif, nous devions poursuivre avec ces mêmes appareils, sauf à contrôler plus tard le résultat des numérations. Cette vérification, nous l'avons faite en reproduisant sensiblement avec le premier tube capillaire et l'objectif 6 Verick les chiffres plus élevés qui devaient correspondre à ceux de la deuxième série.

Cette divergence a été l'occasion pour nous de constater la justesse des recommandations de M. Malassez, l'emploi des mêmes instruments ou d'instruments semblables préalablement mis d'accord.

D'après l'auteur il n'y a pas de moyenne absolue, par cette raison que les globules rouges subissent des oscillations assez étendues avec les influences multiples de la saison, du lieu, du moment, du régime, de l'exercice ou du repos, etc.

Chacun peut déterminer sa propre moyenne. M. Malassez nous disait retrouver constamment pour lui-même le chiffre de 4,500,000 environ à l'état de santé ; ce nombre semble adopté comme moyenne physiologique par divers expérimentateurs.

Nul doute que les hématies gravitent autour d'un chiffre identique, nous devons donc pour leur recherche nous placer exactement dans les mêmes conditions d'examen.

Ces réflexions étaient nécessaires pour bien établir la valeur relative de nos numérations.

Afin de les mieux saisir, récapitulons dans un tableau les résultats obtenus chez le chien :

1re série d'expériences.

RÉGIME DE L'EAU ORDINAIRE.			RÉGIME DE L'EAU ALCALINE.		
Poids.	Températ.	Numérat.	Numérat.	Températ.	Poids.
....	.....	3,165,800	....	....	....
4860	39 $^1/_5$	4,239,989	....	.....	....
....	....	....	5,914,800	39 $^3/_5$	4935
4980	39 $^3/_5$	4,483,800	....	.....	....
4800	....	4,727,674	....	.....	....

INTERRUPTION CAUSÉE PAR LA MALADIE DES OREILLES.

2e série d'expériences.

Poids.	Températ.	Numérat.	Numérat.	Températ.	Poids.
....	.....	....	....	39 $^3/_5$	5417
....	.....	....	4,582,690	39 $^2/_5$	5850
5830	39 $^2/_5$	3,224,690	....	....	....
....	....	....	2,856,000	40 $^1/_5$	6150
5700	39 $^2/_5$	2,723,400	....	.....	....
.....	.....	....	3,757,000	39 $^1/_5$	5780

Si nous comparons les deux colonnes, nous arrivons aux conclusions suivantes :

Avec le régime alcalin, augmentation des globules rouges dans toutes les numérations mises en regard de celles du régime à l'eau ordinaire.

Tendance générale à l'élévation du poids et de la température.

Dans les deux cas où le chiffre des hématies s'abaisse exceptionnellement, nous avons du côté des alcalins augmentation du poids de la température et coïncidence d'une grande quantité de cellules graisseuses, et dans la période de régime ordinaire succédant à celle-là, le poids, les globules rouges restent encore inférieurs.

La forme, le volume des globules, n'a pas présenté de différence dans les changements de régime.

Deuxième expérience. — Une chienne âgée de 10 à 11 ans a mis bas il y a six semaines. Ses petits lui sont soustraits dès les premiers jours, il n'y a pas eu d'allaitement.

Le 14 février 1875 :

Moyenne de 2 numérations... 177,5
Très-grande proportion de globules blancs.
Objectif Vérick............. 3
Cte globules, C^{les} Hansen..... 85 pour 500.
Calcul : $177,5 \times 85 \times 200 = 3,017,500$

Le 9 avril après six semaines de régime alcalin avec une semaine d'interruption :

Moyenne de 5 numérations. 273,6
Calcul : $273,6 \times 85 \times 200 = 4,651,200$

Le poids, la température n'ont pas été pris, l'intérêt qui nous guidait était de constater l'influence des alcalins dans les suites de la parturition ; on sait que le sang est alors notablement modifié par la sécrétion laiteuse.

Troisième expérience. — Deux paires de poulets sont mis en cage le 18 septembre 1874.

L'une d'une même couvée, mois de juin précédent, est ainsi traitée. Nous retraçons pour abréger un tableau comme ci-dessus (V. p. 55).

La deuxième paire couvée, mois de mai, n'a pu supporter sans dépérir les premiers jours de reclusion dans la cage ; afin de nous mettre dans des conditions rationnelles d'expérience, nous l'avons laissée en liberté du 5 octobre à la fin de novembre, date de la rentrée en cage.

Les deux poulets se comportent différemment dès le début.

Le 1ᵉʳ, que nous distinguerons par le mot d'alezan d'après sa couleur, n'a pas repris les apparences de la santé, tandis que le poulet noir son congénère a des allures très-vivantes.

Ce fait est constaté par la précaution que nous prenons de peser les deux animaux quelque temps avant de les mettre à un régime distinct.

Le 17 décembre, examen. (V. p. 55.)

Après 17 jours d'observation et de régime identique, analysé le 5 octobre :

Poids.	Tempér.	Numérat.	Numérat.	Tempér.	Poids.
990	42 2/5	1,995,800	Non analysé.	42 1/5	1110

24 décembre, après 80 jours d'eau alcaline :

| 1440 | 42 3/5 | 2,270,786 | Non analysé. | 42 2/5 | 1513 |

Le 13 février, nouvelle analyse, par erreur l'eau de Vichy a été continuée, soit 130 jours consécutifs :

| 1410 | 42 3/5 | 2,114,800 | 2,505,800 | 43 | 1550 |

Le 4 mars, après 20 jours de régime eau ordinaire :

Après 20 jours de régime eau alcaline :

| 1320 | 43 1/5 | 2,317,661 | 3,570,000 | 43 | 1590 |

Le 6 avril, eau alcaline depuis le 4 mars :

Le 6 avril, eau ordinaire depuis le 4 mars :

| 1920 | 43 1/5 | 4,624,000 | 4,088,500 | 43 | 1630 |

POULET ALEZAN.			POULET NOIR.		
Poids.	Températ.	Numérat.	Numérat.	Températ.	Poids.
1675	43 1/5	Le sang n'est pas analysé.		43	1425

Le 31 décembre, mis au régime alcalin. — Régime eau ordinaire.

| 1580 | 43 | 2,628,200 | 2,641,800 | 43 2/5 | 1510 |

Le 14 février, après 6 semaines, eau de Vichy. — Le 14 février, régime alcalin.

| 1590 | 42 3/5 | 2,469,250 | 2,035,750 | 43 | 1490 |

A l'eau ordinaire depuis le 14 février, analyse le 5 mars. — A l'eau de Vichy depuis le 14 février.

| 1660 | 43 | 2,335,800 | 2,604,400 | 43 | 1400 |

Le 6 avril, eau de Vichy depuis le 5 mars. — A l'eau ordinaire depuis le 5 mars.

| 1670 | 43 | 3,697,500 | 3,281,000 | 43 | 1320 |

Le globule sanguin chez les oiseaux offre un volume plus considérable que chez les mammifères. M. Malassez a soin de faire remarquer à ce propos la cause d'erreur à laquelle on s'expose en employant les méthodes indirectes, la pesée par exemple, pour comparer la richesse du sang.

Si les oiseaux ont une masse de globules plus forte que les mammifères, va-t-on en conclure que leurs globule ssoient plus nombreux ? Ce serait une méprise ; le contraire est démontré et l'augmentation de volume compense au delà la diminution du nombre.

La mensuration des globules elliptiques nettement figurés chez le poulet nous a donné : 13,5 à 15 millièmes de millimètre, pour le grand diamètre de 8 à 10 millièmes pour la largeur, aucun changement en rapport avec les divers régimes.

L'avantage des expériences pratiquées parallèlement sur des animaux d'une même couvée est de fournir un double terme de comparaison avec le sujet lui-même et avec son congénère.

Le rapprochement des numérations qui précèdent permet d'établir cette proposition :

Le poulet soumis à l'eau alcaline donne à l'analyse de son sang un chiffre toujours plus élevé de globules rouges que le poulet soumis à l'eau ordinaire.

L'alternative du changement d'animal et de régime pour reproduire ce fait lui sert de contre-épreuve et de confirmation.

Considéré isolément, chaque sujet présente des résultats moins réguliers que le chien, dans les numérations, les poids et les températures.

Il faut tenir compte de l'état de l'animal : ainsi, le

poulet alezan, que nous surprenons en dépérissement au moment de sa mise à l'eau alcaline, a constamment progressé quoique lentement depuis ce régime.

Autre remarque, la proportion des globules s'élève très-haut comparativement dans la dernière analyse faite le 6 avril chez les deux couvées.

Dans un cas le poids gagne 600 grammes, c'est celui du poulet de la première couvée qui termine l'expérience avec l'eau alcaline.

Une interprétation de cause extrinsèque doit être cherchée pour cette brusque modification; il ne s'agit pas d'instruments différents employés aux numérations, nous avons eu recours aux mêmes dans toute la série des poulets; d'ailleurs, les globules de cette espèce animale sont les plus faciles à compter, une erreur n'est pas probable ; nous admettons bien plutôt l'influence saisonnière, le retour du printemps : il est d'observation que le poulet résiste mal au froid, à l'hiver.

Quatrième expérience. — Le 16 février 1875, deux lapins mâles issus d'une même portée en octobre, âgés de 4 mois, sont analysés comparativement et mis à cette date à un régime différent.

LE 1er, PELAGE GRIS.			LE 2e, PELAGE ROUX.		
Poids.	Tempér.	Numér.	Numér.	Tempér.	Poids.
1890	39 $^4/_5$	2,388,555	2,419,610	39 $^1/_5$	2000

Le lapin gris, n° 1, est mis à l'eau de Vichy ; on lui fait avaler avec une pipette la dose quotidienne et bien mesurée de 5 centimètres cubes. Le lapin roux, n° 2, partage les habitudes, le régime du précédent, la boisson exceptée. La dose à laquelle nous soumettions d'emblée l'animal avait bien plutôt pour but de provoquer des accidents que de servir d'étude à l'action de l'eau alcaline chez le lapin. Nous observons en effet de grands troubles ; après l'ingurgitation forcée des 5 centimètres cubes, l'animal paraît affaissé, n'a plus l'instinct de fuir et est quelques instants avant de reprendre l'équilibre.

Le 9 mars, le poids est de 2100 ; la température 38° 3/5 ; notons pour les lapins roux 2040 ; la température 39 3/5. Nous avons le regret de ne pas avoir réussi dans nos numérations ce jour-là ; les éléments qui nous en restent n'ont aucune valeur et nous les négligeons ; toutefois nous voulions surprendre quelque altération et nous fîmes plusieurs piqûres à l'intérieur de l'oreille pour obtenir une hémorrhagie. Elle eut lieu, en effet, non sur-le-champ, mais quelques instants après. Il s'écoula un sang d'une couleur artérielle que nous traduirons par pourpre ou ponceau. Nous avions en mémoire le fait rapporté par M. Rabuteau. Il était dit que le sang était apparu jus de cerise aux étudiants qui l'avaient puisé sur eux-mêmes après l'usage des alcalins.

Quoi qu'il en soit, M. Malassez condamne toute déduction de la couleur au nombre comme aussi illogique que celle tirée du poids des globules. L'hémorrhagie, provoquée par les petites incisions était-elle causée par la dilution alcaline du sang ou bien dépendait-elle des sections nerveuses? Nous ne pouvons rien affirmer car nous savons que des physiologistes ont provoqué des écoulements sanguins en coupant les nerfs précisément dans l'oreille du lapin ; pourtant nous admettrions volontiers la première interprétation, parce que nous avons eu souci de répéter sur le lapin à l'eau ordinaire les mêmes lésions et aucune hémorrhagie ne s'est produite.

Il est bien probable que l'ingestion forcée à cette dose de 5 centimètres cubes d'un liquide nuisible sans doute à l'hygiène de l'animal ait agi comme solution toxique.

Le lapin, instinctivement, ne boit pas ; il puise dans les végétaux frais qui font sa nourriture l'eau dont il a besoin. Cependant quand on l'alimente avec des grains secs, si on lui présente de l'eau, il la boit ; nous avons fait l'épreuve ; de l'avoine était donnée aux repas et l'eau simple bien acceptée ensuite ; substituant alors l'eau de Vichy à la première nous avons observé que l'animal n'y touchait pas.

Continuant l'expérience, nous avons interverti les rôles, c'est-à-dire le lapin à l'eau alcaline n'a plus pris cette boisson, tandis que son congénère y a été soumis à sa place du 7 mars au 10 avril. Seulement la dose a été modifiée et réduite à 2 centimètres cubes. Cette quantité était facilement supportée. Le résultat est consigné ci-dessous.

LAPIN ROUX N° 2			LAPIN GRIS N° 1		
A L'EAU DE VICHY.			SANS BOISSON.		
Poids.	Tempér.	Numér.	Numér.	Tempér.	Poids.
2790	40 $^2/_5$	3,665,200	3,607,400	40	2550

Sans attacher plus d'importance qu'il ne convient à l'expression de ces chiffres, nous devons constater que l'avantage reste encore au régime alcalin, tant pour l'augmentation des hématies que pour celle du poids et de la température.

Cinquième expérience. — Il s'agit de la numération des globules rouges chez l'homme après l'usage prolongé du bicarbonate de soude pris à fortes doses.

M. Z..., âgé de 47 ans, absorbe depuis 1846 une quantité relativement très-forte de bicarbonate de soude à l'état anhydre. La dose quotidienne n'a jamais été moindre de 16 à 20 grammes pris en trois ou quatre fois, le matin, au lever, puis entre les repas ; les seules interruptions du médicament correspondent aux périodes accidentelles de maladies aiguës : cinq semaines en 1861 pendant l'évolution d'un anthrax ; trois mois en 1868 pendant une hépatite compliquée d'accès pernicieux ; vingt jours consacrés à une cure de Vichy.

Nous insistons sur cette particularité : la moindre indisposition fébrile, un coryza, une simple bronchite suffît pour amener la répulsion du sel alcalin alors qu'il est si vivement réclamé dans l'état normal.

Au début, la médication a été pratiquée en Angleterre pour soulager des malaises d'estomac attribués à l'usage abusif du thé.

Les résidences ont changé ; après Londres, Paris, puis Lyon; mais l'habitude du bicarbonate sodique s'est poursuivie.

Les allures physiques sont loin de révéler chez M. Z... l'affligeant tableau qu'on s'est plu à faire de l'anémie alcaline, et qui se traduirait par la décoloration, la pâleur des tissus, la réduction des forces musculaires et un certain degré d'épuisement nerveux, de somnolence des facultés.

M. Z... a plutôt les attributs pléthoriques, une carnation animée, une expression vive dans les mouvements, le langage, ses fonctions intellectuelles ont lieu de s'exercer activement dans une charge d'agent de change qu'il occupe honorablement depuis longues années.

Nous avions sous nos yeux un précieux argument : il importait essentiellement de reconnaître l'état du sang dans ce cas. Nous prions M. Z..., notre ami, de se prêter à un examen. Il veut bien se rendre au laboratoire, où nous procédons à l'analyse avec MM. Toussaint et Léon Tripier, le 8 mars 1874, vers 3 heures.

La dernière dose de bicarbonate a été prise vers midi et demi.

Une piqûre est faite au pouce et nous inscrivons 7 numérations dont la moyenne donne 170. Le calcul avec objectif 6 Verick et compte globules Malassez 159 pour 400, indique :

$$170 \times 159 \times 200 = 5,406,000.$$

Dans le champ visuel nous ne trouvons qu'un ou deux globules blancs ou irréguliers.

Pourquoi ces doses excessives de bicarbonate sodique ? la santé reconnue bonne ne réclame pas l'emploi d'un pareil modificateur ? Il y a vraiment une monomanie, une habitude médicamenteuse. Cette interprétation serait sans valeur.

Dès qu'il peut s'en passer, et en cela il est guidé par sa propre sensation, quand survient un frisson, le moindre malaise fébrile, M. Z... se prive très-volontiers de sa poudre ; mais à l'état ordinaire, le soulagement d'un peu de pituite bilieuse le matin, de pyrosis dans la journée, est immédiat avec une cuillerée de la substance. Jugeant donc par expérience

personnelle le remède inoffensif, M. Z... se refuserait
à n'y plus recourir, d'ailleurs les tentatives de suspension n'ont jamais réussi.

L'indication, l'opportunité ne sont pas en cause, nous
n'avons à examiner, à décrire que les effets.

M. Z... ne se rappelle point avoir constaté chez
lui de diurèse ; l'absence de ce symptôme est en oppo-
sition avec l'opinion de M. Rabuteau. D'après cet
auteur, l'effet diurétique devrait apparaître avec une
dose aussi forte, 16 ou 20 grammes de bicarbonate de
soude.

Quelle utilisation l'économie peut-elle faire d'une
aussi grande quantité de sel sodique, puisque son
absorption ne donne lieu à aucun trouble non plus à
la diurèse, phénomène prévu et généralement observé ?
Nous n'avons pas à nous préoccuper de ces explica-
tions. Nous relatons seulement un fait expérimental,
savoir : l'augmentation très-accusée des hématies dans
le sang d'un sujet qui consomme une grande quantité
de poudre alcaline.

Même dans l'hypothèse d'une maladie spécifique
inhérente à l'individu, maladie qui altérerait fatalement
la constitution sanguine, nous constatons ce résultat :
bien loin d'altérer les globules rouges, le bicarbonate
de soude à dose exagérée aurait la vertu d'en augmenter beaucoup le nombre et de réparer la nutrition.

Comment dès lors le considérer comme un agent
secret d'anémie ? (1)

Voici donc un problème posé et résolu dans les termes les plus simples :

(1) Ces expériences ont fait l'objet d'une communication à l'Académie des sciences, le 3 mai 1875, présentée par M. Claude Bernard.

Quelle est sur le sang humain l'action d'un alcalin, le bicarbonate de soude ingéré sous forme anhydre à doses fortes et prolongées ?

La réponse est dans l'observation développée ci-dessus. Après 28 ans de cette médication ou de cette habitude, l'analyse montre le sang enrichi dans son élément le plus vital. Les globules rouges atteignent le chiffre inusité et considérable de 5,406,000.

Les stations hydro-minérales alcalines ont été souvent témoins des excès que pouvaient faire impunément certains malades buvant aux sources.

L'habitude de ces abus, autrefois fréquente à Vichy, est devenue rare aujourd'hui. Elle s'était développée surtout sous l'empire des doctrines chimiques, lorsqu'il s'agissait de neutraliser à outrance les productions acides qui jouaient un si grand rôle dans l'interprétation des maladies. Nous citerons quelques exemples :

Catherine Jérôme a été donneuse d'eau à la source des Célestins pendant 47 ans ; le début de ses fonctions remonte à 1824, époque à laquelle Vichy ne comptait que peu de visiteurs, six à sept cents environ. Les saisons duraient de 25 à 30 jours. Voici ce qu'elle a vu. Nous ne choisissons que parmi ses souvenirs fidèles, exacts.

M. P..., de Nevers, atteint de goutte et de gravelle, suit une cure pendant douze années consécutives et boit chaque jour 21 litres.

M. X..., de Bordeaux, absorbe trente-trois fois le contenu d'une soupière évalué à 700 grammes. Il supporte sans accident cette dose durant six saisons ; l'eau des Célestins, disait-il, passait comme une rivière dans ses reins.

M. B..., de Paris, diabétique, buvait 15 litres à la bouteille pendant la durée des six cures qu'il fit, la dernière en 1868.

M. B..., marchand de bœufs du Charolais, a bu pendant 14 ans 45 verres de 370 grammes. Il a succombé depuis à la suite d'une fluxion de poitrine.

M. R..., de Lyon, prenait 36 verres de 360 grammes qu'il numérotait en faisant un nœud sur une ficelle ou en jetant de petits cailloux préalablement mis dans sa poche. Ce dernier procédé était tout à l'avantage de l'excès, parce qu'il engageait les plaisants à augmenter la provision. Ce malade s'est suicidé longtemps après dans un accès de méningite.

M. F..., de Paris, progressivement de 36 à 48 verres. A ce dernier chiffre se déclarent des accidents cérébraux qui retiennent quinze jours au lit l'imprudent buveur. Il n'est question que de malades ayant fait une série suivie de six cures au moins. Chaque année voyait reparaître un certain nombre d'anciens habitués.

M. C. C..., de Londres, est venu 27 ans : il a été emporté, il y a 4 ans, par une pneumonie.

Nous avons connu M. et Mme G..., de Châlon-sur-Saône, qui pendant 30 ans, sans interruption, ont suivi une cure à Vichy. Tous deux sont morts dans un âge très-avancé ; le mari était plus qu'octogénaire.

Une observation présente son côté comique à côté de son issue funeste.

M. M..., de Paris, se délectait à prendre des doses

excessives des Célestins, 50 à 60 chopes. Sa tolérance
de l'eau et son bien-être lui donnaient l'autorité d'un
enseignement. Convaincu que cet exemple était à imi-
ter, un pauvre goutteux s'évertuait à faire avaler à son
estomac, qui résistait, une grande quantité de boisson ;
avec grande peine il atteignit 22 verres, mais ce fut
pour en mourir subitement. « Eh bien ! professeur, dit-
on, au dispensateur d'encouragement, vous avez cette
mort sur la conscience.—Nullement, vous voyez bien
qu'il ne buvaitpas assez. » Telle fut l'oraison funèbre de
la victime.

M. Raoul Leroy d'Étiolles a vu dans sa clientèle un
malade boire, pendant dix saisons, 73 bols contenant
300 grammes.

Les autres sources n'entraînaient pas vers de telles
prouesses.

A l'*Hôpital,* à la *Grande-Grille,* on ne dépassait
jamais 12, 15 ou 20 verres.

Un quidam faillit mourir après 12 verres consécutifs
de la Grande-Grille.

La thermalité fournit sans doute l'explication de ces
différences ; on conçoit que, chaude, l'eau soit mieux
préparée pour l'absorption, et que la muqueuse réa-
gisse plus vite par ses propriétés de satiété. Il n'en
pourrait être de même pour l'eau froide prise coup sur
coup en grande quantité ; l'organisme ne suffit plus à
produire les calories nécessaires à l'élévation du liquide à la température du sang ; il faut bien que la
surcharge soit rejetée par les reins.

Cela paraît si vrai, que la diurèse permet seule la

tolérance des excès ; ces deux phénomènes sont corré-
latifs et découlent l'un de l'autre.

Chez tous ces grands buveurs l'effet diurétique était
proportionné à la dose des boissons.

Quoi qu'il en soit, nous ne surprenons pas dans ces
exemples les signes cliniques de l'anémie alcaline ;
bien plus, l'innocuité de la médication persiste par
delà les abus qu'en ont fait les malades.

CHAPITRE III

Prendre à tâche de remplir le cadre de la médication par Vichy nous exposerait à faire œuvre de com-
pilation et nous détournerait de notre but. Ce n'est
point que tout ait été dit, que le sujet soit épuisé, mais
il faudrait consacrer de longues analyses aux travaux
déjà publiés ; cet examen critique nous engagerait trop
loin et réclamerait plus d'espace qu'un simple résumé
de chapitre. En les posant, nous ne pourrons qu'es-
quisser les problêmes ; chemin faisant, nous insisterons sur les points qui conservent leur intérêt toujours
actuel : l'interprétation du mode d'action, des doctrines.

Toute station hydro-minérale importante (Vichy est
de ce nombre) réclame des ancêtres. Elle veut avoir
désaltéré un Romain fatigué de sa conquête des Gaules;
à defaut de monuments, de substructions anciennes,
elle doit découvrir dans ses fouilles des bronzes, des
monnaies, des débris de poterie, toutes traces d'une
civilisation disparue. Dans le voisinage, des volcans
éteints seront reconnus entretenir la thermalité de ses
eaux et la fertilité de son sol ; des légendes transmet-
tront les vertus merveilleuses de ses sources ; elles au-

ront leur littérature reconnaissante, leurs poëtes, leur renommée sera consacrée par les attentions d'une Sévigné.

Malgré l'intérêt qu'elle éveillerait et le succès promis à sa publication, l'histoire primitive des eaux minérales reste à faire ; les documents sur leur origine reculée manquent ; on est livré aux conjectures, et peu de recherches ont été entreprises pour éclairer cette obscurité. Il est regrettable qu'un érudit aussi compétent que le Dr Prunelle n'ait rien fait paraître sur cette étude, dont il s'est évidemment préoccupé. Nous en trouvons la preuve dans les fragments de notes inédites que nous transcrivons :

« Vichy n'est mentionné ni dans l'itinéraire d'Antonin, ni dans la table Théodosienne, qui a cependant rappelé si soigneusement les établissements thermaux. Tout porte à croire qu'il était traversé par la voie romaine qui conduisait du village de Vaisse, situé en face de Vichy, sur la rive gauche de l'Allier, à Effiat. Cette voie, que l'on retrouve à Aigueperse et dans quelques points de la forêt de Randan, ne paraît plus sur la rive droite de l'Allier.

« On sait que le paganisme avait consacré les eaux thermales à Esculape et à Hercule, que quelques sources avaient aussi des divinités particulières ; naturellement le christianisme dut considérer les monuments thermaux comme autant de temples dédiés aux faux dieux, qu'il fallait renverser, et le traitement par les eaux minérales fut proscrit comme un acte d'idolâtrie.

« On ne trouve en effet rien de relatif aux eaux thermales jusqu'à l'époque où les médecins arabes s'en occupèrent. On ne voit pas que Charlemagne, qui avait fait d'Aix-la-Chapelle la capitale de son empire, ait eu en aucune façon souci de relever les sources que les Romains y avaient installées.

« Vichy dut, en conséquence, partager la proscription contre les établissements thermaux, et cette proscription, on le sait bien, a détruit plus de monuments et de livres que le fer et le feu des barbares.

« On ne trouve pas qu'il soit question de Vichy dans aucun livre imprimé avant l'ouvrage de ... que je ne connais que par une citation de Carrère (*Voyez le P. Lelong, Bibliothèque française*); mais les eaux minérales étaient réhabilitées longtemps avant cette époque. Gentile, médecin de Foligno, vers 1348 en recommandait l'emploi. Un grand nombre de travaux avaient été déjà publiés, ainsi que le mentionne le grand ouvrage de Baccio, premier médecin de Sixte-Quint, lorsque Claude Fouet, en 1679, fit imprimer à Paris *son secret découvert des bains et eaux minérales de Vichy*. Dans la préface, il annonçait que la réputation des eaux de Vichy était si grande par leurs fréquentes et surprenantes cures qu'il avait été obligé d'en rechercher la nature.

« En effet, Fléchier était venu à Vichy, en 1666, et madame Sévigné dix ans plus tard.

Une longue lacune s'interpose entre l'époque primitive des stations thermales et l'époque moderne.

Les constructions de la balnéation gallo-romaine furent incontestablement plus grandioses que ne sont les installations minérales de nos jours ; ce n'est donc point avec les ravages du temps que l'on peut expliquer leurs ruines, leur ensevelissement dans l'oubli.

§ I.

Analyse des eaux. — L'histoire naturelle d'une solution minérale comporte la connaissance de ses propriétés physiques et chimiques. L'application de cette étude à chaque source minérale en particulier sert de base à sa classification rationnelle.

L'analyse des diverses sources du bassin de Vichy est consignée dans l'ouvrage de M. Bouquet (1). (Voir cet auteur pour les notions géologiques de la contrée, l'historique et l'aménagement des sources, l'analyse des gaz qu'elles dégagent spontanément, la nature des cristallisations qui s'opèrent dans leur parcours et à leur émergence, etc.)

Dans ces recherches, où sont relatés tous les travaux antérieurs, les principes minéralisateurs figurent au nombre de *quinze*. Parmi eux, la soude, la potasse, la chaux, la magnésie, la strontiane, l'acide carbonique, chlorhydrique, sulfurique, phosphorique, arsénique et borique, des protoxides de fer, de manganèse et de la silice, en outre quelques matières de nature organique indéterminée.

Suivant la méthode expérimentale de séparation, les acides et les bases ont été inscrits en regard, puis rap-

(1) *Histoire chimique des eaux minérales et thermales de Vichy, Cusset, Vaisse, Hauterive, Saint-Yorre.* (Bouquet, Victor Masson, 1855.)

prochés pour former des groupes salins définis; remarquons que refaire la synthèse de la solution après son analyse, c'est la déduire d'un calcul de probabilités. Des tableaux synoptiques établissent la composition par litre de l'eau de chaque source.

Sur ces textes se sont exercées les interprétations médicales et l'on a pu assister à des affirmations bien diverses et souvent contradictoires. La spécificité a été promptement abandonnée avec les tendances vers l'analyse qui caractérisent notre temps.

Successivement, le bicarbonate de soude a joué le principal rôle. La considération de sa dose massive, prédominante, les attributs alcalins de ce sel absorbèrent toute l'attention; puis vint le tour des influences plus subtiles, mais tout aussi absolues ; découvrir l'iode, lui réserver la plus large part en faisant de la solution minérale un simple véhicule parut une conception heureuse. L'arsenic pouvait-il manquer à l'appel?

L'électricité avait bien voix consultative. Que penser des métaux ? Ils ne pouvaient être oubliés comme des corps inertes.

Après l'analyse, la synthèse : n'était-il pas logique d'admettre qu'une eau alcaline, composée avec une somme d'éléments analogues aux principes constituants du sérum sanguin, dût agir par ses éléments similaires ? C'était reproduire à l'égard du sang le même raisonnement qu'on faisait pour la digestion, savoir que les principes immédiats des aliments passaient en nature dans nos organes.

Il en est des hypothèses, des doctrines comme des constitutions médicales régnantes, chacune naît à son tour, suivant les préoccupations du moment.

L'existence de certaines substances dans les eaux de Vichy avait donné lieu à des contestations entre chimistes distingués. M. Bouquet n'avait pu découvrir ni les iodures, ni les bromures, tandis que M. O. Henri affirmait les avoir trouvés.

M. de Gouvenain (1), ingénieur des mines à Moulins, prit à tâche de résoudre les points discutés. Il se servit des eaux-mères que l'on obtient après évaporation pour la préparation des sels; en opérant ainsi sur place, il se mettait à l'abri des causes d'erreur et disposait à l'état d'extrême concentration de tous les principes solubles qui n'existent qu'en faible proportion.

Les conclusions de ses recherches ont donc une grande autorité.

Nous les trancrivons brièvement.

L'iode est en très-minime quantité, mais le brome, non soupçonné jusque-là apparaît en proportion notable (1 milligramme de bromure alcalin dans la Grande-Grille).

Le fluor, les acides borique, phosphorique, azotique sont constatés en quantités très-appréciables.

L'arsenic est relativement très-abondant à la Grande-Grille, où se retrouvent aussi le plomb, le cuivre ; dans les dépôts calcaires qui incrustent la vasque, l'analyse décèle le fer, le manganèse, le zinc, l'alumine, le cobalt.

La méthode spectrale a donné seulement les raies caractéristiques du sodium, du potassium et du lithium;

---

(1) *Recherches sur la composition chimique des eaux thermo-minérales de Vichy, de Bourbon-l'Archambault et de Néris.* — M. de Gouvenain, 1873.

il faut ajouter enfin la présence du cœsium et du rubi-
dium.

Les carbonates alcalins sont les principes communs
à toutes les sources, mais les substances plus spéciales
présentent des variations très-notables ; ainsi l'arsenic
semble n'exister que dans les sources chaudes ; la thermalité favoriserait sa combinaison. On ne le trouve pas
dans l'eau froide des Célestins.

Cependant, à Vals, la source de la Dominique si
fortement arsénicale est froide ; recueillons au passage
l'indication de traiter par les eaux-mères certaines
affections cutanées.

Les maladies particulièrement traitées à Vichy sont :

1° Les troubles des fonctions digestives, soit primi-
tifs, soit sympathiques de lésions des viscères abdominaux ;

2° Les affections hépatiques ;

3° Les affections du système urinaire ;

4° L'arthritisme avec ses manifestations multiples,
la goutte, la gravelle, le mal hémorrhoïdaire des Allemands ou la pléthore abdominale, les affections cutanées considérées comme expression de cette diathèse
et connues sous le nom d'arthritides ;

5° Certaines dyscrasies, le diabète ;

6° Quelques anémies consécutives à la dyspepsie, à
l'épuisement nerveux, etc., à l'intoxication palustre ;

7° Nous ajouterons après nos expériences toutes les
hémies primitives produites par une lésion directe des
éléments sanguins, et ne donnant lieu que secondaire-

ment aux altérations des solides. Leur mode de formation s'expliquerait par l'absorption respiratoire de
vapeurs toxiques et constituerait les variétés d'anémie mercurielle, plombique, arsénicale, nicotique, méphitique, etc.

Il est généralement consenti que les maladies appe-
lées à bénéficier d'un traitement hydrominéral quelconque appartiennent à la nombreuse classe des affections chroniques.

Ce qui constitue ces affections ce sont des états déviés
de la santé, c'est une imprégnation de l'économie par
des habitudes morbides sans grande complication
réactionnelle.

C'est un état souffrant, passif, qui se traduit par des
troubles fonctionnels au début, puis à la longue par des
lésions histologiques des liquides et des tissus ; l'organisme dominé par le mal ne réagit qu'imparfaitement et
ne provoque plus assez d'efforts pour résoudre la guérison.

Les modalités varient; ainsi nous voyons les diathèses
si souvent latentes affecter la marche des maladies
chroniques, présenter des périodes de silence auxquelles
succèdent des réveils subaigus, des poussées multiples
sous forme d'accès, mais rien n'est terminé après ces
crises différentes en ce résultat des crises d'un exanthème aigu par exemple.

M. Pidoux, dont l'éminent esprit de généralisation
clinique se plaît à rechercher en pathologie les rapports
de ressemblance et de différence pour les formuler en
propositions synthétiques, admet trois maladies chroniques capitales : la *scrofule*, l'*arthritisme*, la *syphilis*.

Je les appelle aussi, dit-il, initiales ou primitives.

Ces noms indiquent que toutes les autres maladies chroniques peuvent en sortir par substitution regressive ou dégénération, soit que cette dégénération ait lieu directement, soit qu'elle se fasse par abâtardissement ou métissage. A l'autre extrémité de l'échelle des maladies chroniques, je range les maladies finales qu'on nomme *organiques* parce qu'elles altèrent l'organisme dans sa base. Entre les maladies chroniques capitales et les maladies chroniques ultimes se place la série très-nombreuse et très-variée des maladies chroniques mixtes. C'est une série infiniment multiple et nuancée comme tout ce qui fait les transitions. Elle peut conduire par des dégradations plus ou moins régulières des maladies chroniques capitales aux maladies finales ou organiques.

Suivant cette déclaration, diathèses et maladies chroniques seraient synonymes, sinon identiques ; bien plus, la diathèse serait le prototype de la maladie chronique.

N'est-il pas permis de comprendre qu'une affection chronique puisse se manifester en dehors de la prédisposition diathésique. Cherchons un exemple.

Les conditions de la vie sont si flexibles que les organes plieront longtemps avant de perdre leur élasticité ; les oscillations autour du modeste zéro qui, suivant Fontenelle, fait valoir les unités de la santé, s'équilibreront longtemps avant de pencher et de s'éteindre du côté de la maladie. Toutefois, pour la jeunesse exceptée, ces propriétés de souplesse vitale sont contenues dans des limites assez étroites. L'âge mûr et la vieillesse ne s'exerceront que dans un champ progressivement plus restreint.

Directement ou indirectement les troubles les plus simples de la santé se traduiront par l'altération des fonctions digestives.

Un écart accidentel de régime occasionne des malaises ; sa répétition, sa continuité maintiendront ces malaises à l'état chronique. Pour un individu sain, la première transition de la santé à la maladie reconnaîtra pour cause une soustraction aux règles de l'hygiène.

Supposons un adulte de bonne complexion, robuste, bien portant ; entraîné à multiplier ses sensations, il échappe à tout souci de la veille, du repos, de la régularité dans les repas ; en toute chose il dépense au delà de la mesure de ses forces ; ses caprices sont son unique guide. Tant que la résistance organique lui fournira ses réserves, la santé s'accommodera à cette irrégularité ; mais, par degré, la fatigue se fera sentir ; si ses avertissements sont méconnus, la digestion deviendra languissante; les forces diminueront et la maladie chronique sera déclarée. Précédemment, notre sujet se trouvait dans des conditions analogues à celles qui font de l'hémorrhagie traumatique un accident promptement réparé ; désormais avec la persistance de la cause, il sera incapable de se relever spontanément.

Or, que voyons-nous dans ce cas? S'agit-il d'une diathèse? N'est-ce point l'extension dépassée des ressorts de l'économie qui a produit la maladie ? Qu'avons-nous à réparer? Les troubles ne sont encore que fonctionnels; l'hygiène mieux que la thérapeutique doit suffire à la guérison.

Certes, de nos jours les existences sont assez tourmentées pour offrir de nombreux exemples de ce mécanisme morbide. Combien de malades sont victimes de cet épuisement fébrile de leurs forces. On ne se fixe plus dans la vie professionnelle ; on la traverse sans ménager les alternatives de repos après le travail. Il faut acquérir en toute hâte le salaire de toute jouissance matérielle ; quoi d'étonnant de voir tant d'existences brisées avant le temps par la blessure des centres nerveux.

La dystrophie ou dyspepsie simple est donc le premier degré dans l'invasion des maladies chroniques.

Dyspepsie est un mot qui ne précise rien, qui réclame une épithète complémentaire pour exprimer soit le siége, soit l'origine ou la nature de la maladie.

Dyspepsie gastrique ou intestinale, par excès ou insuffisance d'alimentation, et dyspepsie goutteuse composent une nosologie plus en rapport avec l'état morbide qu'elle désigne.

La dyspepsie comprend toutes les altérations nerveuses, sanguines, sécrétoires des organes digestifs ; c'est donc un symptôme commun à un grand nombre de maladies.

Les trois modes d'altération d'une fonction se traduisent par l'exagération, l'insuffisance ou la simple perversion de ses actes. Nous avons pour répondre à ces divers états, la *boulimie*, l'*anorexie* et ce qu'on appelle plus vaguement la *dyspepsie*, irrégularité en plus ou en moins.

Il se vérifie chaque jour que la dyspepsie à forme de troubles sécrétoires est la plus favorablement influencée par Vichy ; les enduits saburraux de la muqueuse, principalement ceux qui reconnaissent pour cause des

malaises gastro-hépatiques, là diarrhée de même origine, la lienterie, sont rapidement modifiées par l'emploi des sources chaudes : l'Hôpital, la Grande-Grille.
La forme névralgique, les gastralgies ou entéralgies
sont plus délicates, moins faciles à traiter. Quant aux
formes anémiques, suites de névroses, d'hémorrhagies,
d'intoxication palustre, etc., elles éprouvent sans doute
une grande amélioration avec la médication alcaline,
mais beaucoup de traitements autres que celui de
Vichy peuvent leur être avantageux. Ce discernement
dans le choix des eaux minérales appropriées pour
remplir les indications dans un cas défini rentre mieux
dans les attributions du médecin qui dirige habituellement le malade ; la bibliographie de chaque établis-
sement minéral montre souvent trop de tendance au
monopole.

Il appartenait à un professeur de faculté de répandre
un enseignement rationnel sur une médication qui s'est
imposée et généralisée dans la cure des maladies
chroniques.

Son travail était attendu et sa parole autorisée devait
trouver dans le monde médical un aquiescement
d'autant plus grand, que l'auteur se sentait dégagé de
toutes les influences que subissent à leur insu les
médecins attachés à une station spéciale. M. Gubler a
exposé les ressources de l'hydriatique avec la compé-
tence d'un esprit éclairé par la comparaison des
moyens nombreux dont elle dispose.

A propos des anémies chroniques, distinguées dans
ses leçons en transitoires, persistantes et constitutionnelles, les eaux ferrugineuses sont l'objet d'une dis-
cussion raisonnée,

Nous remarquons ceci : « Toutes les eaux martiales
« n'ont pas à beaucoup près la même valeur, et cette
« valeur ne se mesure pas uniquement à la dose du
« principe ferrugineux qu'elles renferment. Sous le
« rapport de l'efficacité, j'en distingue trois catégories :
« au bas de l'échelle, les eaux ferrugineuses dépour-
« vues de gaz; au-dessus, les eaux martiales gazeuzes;
« et au premier rang, les eaux complètes salino-mar-
« tiales et gazeuses tout à la fois. »

. Comme application, les eaux martiales gazeuses
et alcalines seront plus efficaces que les autres dans
certains cas de dyspepsie; parmi elles, Andabre,
Augnat, Montbrisson, Neyrac et Vichy (source Mesdames).

Affections hépatiques. — Les maladies du foie forment sans contredit la classe la plus nombreuse des
affections chroniques traitées à Vichy. Pourtant, toutes
ne sont pas justiciables de cette médication, et la clinique locale aussi bien que l'observation consécutive au
traitement enregistre non-seulement des insuccès,
mais beaucoup de résultats funestes précipités par
l'emploi d'un traitement inopportun et qui n'était pas
sans danger.

Rappeler les fonctions du foie, c'est mettre en évi-
dence l'importance de cet organe dans l'économie; il
a pour attributs une double sécrétion : la bile et le
sucre.

Son système anatomique renferme, comme celui de
toute glande, un appareil vasculaire, des cellules spéciales et des conduits excréteurs. On appelle récrémen-

titiel le liquide composé qui résulte de l'élaboration sanguine au travers du foie, c'est-à-dire qui figure comme principe commun dans le sang. En effet, une partie de la sécrétion, un peu de bile et le sucre passent directement dans la circulation générale, pour se mêler au plasma; l'autre, la bile pure s'accumule dans la vésicule pour modifier, quand elle pénètre dans le duodénum, les produits de la digestion gastrique. Un réservoir était nécessaire pour que la bile fournît instantanément au travail digestif qui ne réclame cette sécrétion que par intermittence.

La bile au moment de la digestion rencontre, à son entrée dans le duodénum, les matières azotées ayant subi l'action du suc gastrique; à ce contact se produit un précipité très-abondant qui résulte de la neutralisation du bol alimentaire acide. Ce précipité ou coagulum de substances albumineuses (chyle brut de Magendie) s'accolle, s'attache aux parois intestinales ; il y a donc eu à la sortie du pylore à l'entrée de l'intestin suspension, arrêt de la digestion stomacale; l'expérimentation vérifie nettement ce point.

Ainsi, faites avaler de la bile à l'état physiologique, vous déterminez une indigestion ; pratiquez une fistule biliaire sur un chien, l'animal en se léchant arrête la digestion gastrique. Ce phénomène se produit au dehors comme au dedans de l'organisme.

Ces données permettent difficilement de comprendre quel profit peut avoir un malade à prendre du fiel de bœuf par l'estomac.

Dans ce bol gastrique, une seule classe d'aliments, les matériaux azotés, a subi la préparation digestive. Restent les principes amidonés et les graisses, la

6

transformation de ces substances au contact du suc pancréatique consiste en passage à l'acide lactique des amidons à l'acide gras des graisses. La bile déversée au-dessus du conduit pancréatique a par conséquent invisqué le bol alimentaire, et après avoir neutralisé l'acide gastrique en coagulant les matières qu'il a dissoutes, elle empêchera grâce à son alcalinité l'acidité de la graisse et de l'amidon de se produire dans les transformations successives. Une dernière action de la bile consiste, d'après Tiédmann et Gmelin, à favoriser l'évacuation des fécès en provoquant les contractions péristaltiques de l'intestin.

On trouve la démonstration de cette fonction dans la diarrhée consécutive aux flux de bile et comme contre-épreuve dans la constipation survenue après la rétention biliaire.

La bile remplit donc un rôle capital dans l'évolution nutritive, puisqu'elle est maintenue en équilibre malgré l'intermittence de son écoulement; on conçoit combien fréquents peuvent être les troubles de ses fonctions.

Ils se manifestent soit par excès soit par défaut de production ou simplement par obstacle à son excrétion, ce que désignent les mots : *polycholie, acholie, dyscholie.*

Le développement de chacun de ces termes exigerait une monographie, nous ne pouvons que les signaler.

La production de la bile en excès dépend le plus ordinairement d'une alimentation trop riche, trop azotée.

Ce que nous avons dit de l'action de la bile, explique la surabondance de sa sécrétion avec ce régime; la physiologie démontre que les suractivités sont corrélatives et que leur enchainement s'établit par les actions réflexes.

Dès que le sujet ressentira les premiers troubles gastriques, il s'apercevra de sa surcharge bilieuse, parce que l'habitude de sa sécrétion persistera et ne sera plus compensée par son utilisation.

La forme de pléthore qui résulte de cette *polycholie* est bien mieux combattue par les purgatifs que par les émissions sanguines.

Les sels de soude paraissent si bien agir sur cette surcharge bilieuse que nous constatons leur grande appétence chez certains Anglais gros consommateurs de viandes.

L'*acholie* peut dépendre d'un régime exclusivement végétal, mais elle est plus fréquemment liée aux altérations du parenchyme hépatique, soit par dégénération intersticielle, période ultime de la cirrhose, soit par compression et réduction de la glande consécutive à une tumeur d'ecchinocoques ou à l'oblitération du système Porte.

La *dyscholie* est très-fréquente. Comme tous les canaux muqueux, les conduits excréteurs de la bile sont exposés à l'inflammation catarrhale de leurs parois ; là s'observent des causes multiples d'obstruction, boursoufflement de la membrane interne du canal cholédoque, ou des circonstances exceptionnelles, telles que la présence de lombrics dans le parcours des voies biliaires ; il y a peu d'années, une autopsie de ce genre était présentée à la Société des sciences médicales de Lyon. Nous relations à propos de ce fait quelques observations de cette pénétration singulière des lombrics par l'orifice intestinal du canal cholédoque; la science a enregistré quelques exemples de la multiplication considérable de ces parasites ; un cas entre autres où il en avait été compté plus de 200 dans la vésicule et les canaux hépatiques.

Outre les causes intrinsèques qui mettent obstacle à l'écoulement de la bile, il faut reconnaître celles qui proviennent des altérations du liquide bilieux lui-même. Son séjour prolongé dans la vésicule favorise la cristallisation spontanée de ses divers éléments ; ce phénomène est presque d'ordre naturel, car dans la plupart des nécropsies des vieillards, on trouve des calculs biliaires dans la vésicule, chez la femme principalement.

Laissons de côté les détails de la composition chimique de ces concrétions, leur forme, leur volume, leur couleur, leurs variétés, sont décrits dans les ouvrages classiques.

Un symptôme commun à l'obstruction par une cause quelconque des voies biliaires, est l'*ictère* ou jaunisse. Son intensité varie avec la délicatesse et la transparence de la peau des sujets ; sa nuance parcourt tous les degrés, depuis le jaune du bouton d'or jusqu'au jaune rougeâtre, gris et sombre de l'ictère noir.

L'helléniste Requin avait distingué l'ἵκτερος jaune loriot du κιρρός jaune vert, représenté par le cuir des revers de bottes.

Les régions sur lesquelles on a l'habitude d'observer cliniquement au début la teinte ictérique, sont : les sclérotiques, le sillon labio-nasal, les bords du filet sublingual, les plis de la peau autour du cou et dans le sens fléchi des jointures, les urines traitées par le réactif de Petenkoffer servent surtout de critérium pour révéler la présence de la bile dans les humeurs.

Les auteurs sont divisés sur le temps nécessaire à l'apparition de l'ictère produit par l'oblitération des conduits excréteurs. Saunders, en 1795, admettait la rapidité la plus grande dans la manifestation du phénomène. Deux heures après la ligature du canal cholédoque, il trouvait les lymphatiques jusqu'au canal thoracique très-fortement teintés en jaune, de même que le sérum de veines sus-hépatiques, alors que des traces à peine sensibles de la coloration se découvraient dans les veines jugulaires.

Pour Tiedmann, Gmelin, Blondlot, Frerichs, l'intervalle est plus long. Il ne serait pas moindre de trois jours, entre la soixantième et soixante-dixième heure pour le dernier observateur. Par ordre de succession, la suffusion bilieuse se constaterait dans le liquide ou les épanchements séreux, puis dans les urines; en dernier lieu sur la peau.

En effet, l'ictère cutané ne s'accuse pas immédiatement après un brusque accès de coliques hépatiques; plusieurs jours se passent avant qu'il apparaisse, ce qui s'accorde avec les données expérimentales; et si le retard est plus long après les coliques hépatiques, ne peut-on pas l'expliquer par ce motif que la circulation biliaire est rarement interrompue d'une manière aussi complète qu'après la ligature.

L'équilibre physiologique entre la sécrétion et l'excrétion de la bile est modifié par tant de circonstances, qu'un signe révélateur de ces oscillations deviendrait un symptôme commun à beaucoup de maladies.

Le signe que nous voulons décrire n'a pas une précocité plus grande que celui fourni par les urines, mais il est plus apparent que la teinte des sclérotiques et met surtout beaucoup plus de temps à se dissiper. En outre, il semble pouvoir servir seul alors que les autres échappent à l'attention.

Quand on regarde le fond de la voûte palatine chez un sujet affecté d'une obstruction des voies biliaires, on voit une teinte jaune assez prononcée. Cette coloration pigmentaire reproduit assez bien la forme de deux doigts juxtaposés, dont la séparation se ferait comprendre par une teinte décroissante vers le raphé médian, le contour antérieur figurerait nettement l'extrémité arrondie des phalangettes.

Les dimensions de cette tache symétrique varient suivant les individus ; chez la plupart, elles mesurent 2 centimètres 1/2 environ dans le sens de la longueur sur 3 de largeur totale. En arrière, la coloration se perd dans le voile du palais.

« En consultant l'anatomie descriptive de la région (*Atlas de Bourgery et Jacob*), nous notons ceci : l'adhérence de la muqueuse palatine avec le périoste de la voûte osseuse est très-forte, à ce point qu'elle se confond avec lui et qu'on ne peut l'en séparer. C'est de leur réunion que résulte cette variété de membrane appelée fibro-muqueuse, faisant en quelque sorte corps avec les os et par conséquent incapable de glisser sur la surface à laquelle elle appartient. L'union des deux membranes se fait par des prolongements fibreux intermédiaires du périoste et du chorion de la muqueuse ; mais ces prolongements interceptent des myriades de petits espaces ovalaires ou lozangiques dont les uns logent les glandules palatins et dont les autres donnent passage aux papilles. Ces éléments, riches en vaisseaux, sont d'autant plus abondants qu'ils se rapprochent plus du voile du palais. »

Cette structure offre donc une vascularisation très-développée, en même temps qu'une fixité très-grande, sur le plan auquel adhère la membrane. Ce sont deux conditions favorables à l'intensité, à la persistance de la coloration.

Telles sont les considérations de forme et de siége qui se rattachent au signe dont nous avons parlé.

Quelle est sa valeur, son utilité ?

Maintes fois le diagnostic des maladies hépatiques commençantes est difficile à poser et doit être suspendu dans la période prodromique, en raison de leur marche lente, de leur faible réaction fébrile. Au début, on n'a pas recours tout de suite à l'analyse des urines ; la pigmentation de la voûte palatine par la matière colorante de la bile acquiert l'importance d'un symptôme des troubles des fonctions du foie.

Ce sont moins les affections à invasion soudaine telles que les coliques hépathiques qui bénéficient de ce signe que la dyspepsie avec ses formes multiples, dans lesquelles il serait intéressant de déterminer si les troubles sont simplement gastro-intestinaux ou gastro-hépatiques.

Dans la médication spéciale des eaux alcalines de Vichy, à laquelle est adressée un si grand nombre de maladies des voies digestives, ce signe devient un auxiliaire précieux. Il permet de se rendre compte de la part attribuable aux fonctions biliaires dans l'analyse des éléments morbides ; bien plus, il nous a guidé souvent avec sûreté dans le choix des diverses sources à prescrire.

Lorsque vous trouvez la *tache palatine* chez un dys-
peptique qui ne présente pas à la palpation de sensibilité douloureuse locale, dont la séméiologie reste vague,
vous avez la presque certitude que d'emblée la Grande-
Grille sera facilement tolérée et vous éviterez ainsi de
nombreux tâtonnements.

Le signe sur lequel nous appelons l'attention se rencontre fréquemment en dehors de l'ictère ; on le constate dans le carcinome hépatique et pylorique, mais il
est alors plus diffus, moins nettement accusé ; il con-
corde en cela avec la coloration moins prononcée des
sclérotiques ; il apparaît dans la cirrhose et varie avec
les diverses phases de la lésion du foie. Souvent on le
trouve dans l'embarras gastrique et dans certaines formes de dyspepsie.

Il ne doit pas être confondu avec la teinte anémique
jaune paille observée si fréquemment. Si la tache
tranche encore dans ce cas avec la nuance répandue
sur toute la muqueuse, elle trouve son explication dans
la plus grande vascularité de la région.

La teinte jaune anémique n'est pas due à la suffusion bilieuse ; elle provient plus vraisemblablement de
l'altération sanguine, de l'apparence du sérum. Plusieurs auteurs, Budd, Bamberger, Wirchow, ont cherché à démontrer que l'ictère pouvait exister à la suite
de l'interruption de la sécrétion bilieuse ; ils admettent
deux interprétations : ou la bile apparaît sur les téguments après s'être accumulée dans le sang, ou le phénomène résulterait de la décomposition directe en pig-
ment biliaire de la matière rouge des globules sanguins.

Frerichs réfute ces théories qui ne reposent sur aucune preuve démonstrative.

L'ictère doit donc être considéré comme une manifestation *ex resorptione*, le signe que nous soumettons au lecteur en est une expression réelle.

L'ictère ne se révèle pas toujours immédiatement après l'obstruction des conduits excréteurs de la bile. Ce liquide tend alors à se coaguler, à cristalliser pour former la lithiase biliaire. Ce produit, solide comme tout corps étranger, provoquera des irritations, des contractions douloureuses, dans le but d'être expulsé au dehors. On appelle colique hépatique la crise qui correspond à ces efforts.

La description de cet état morbide se trouve dans les traités des maladies du foie. Ceux qui ont voulu approfondir la question ont dû avoir entre les mains les monographies de MM. Willemin et Sénac, nos confrères à Vichy.

La colique hépathique est le symptôme pathognomonique des calculs biliaires. Il n'est guère admissible qu'elle se produise en-dehors de l'existence d'une concrétion. Elle serait assimilée dans ce cas à un spasme des conduits avec lequel on explique la production de l'ictère de cause morale ; pourquoi cette différence séméiologique, puisque la douleur fait complétement défaut dans ce dernier accident ?

La lithiase biliaire se produit le plus ordinairement dans la vésicule ; pourtant on la rencontre aussi dans les canaux hépathiques. La différence de siége imprime des allures différentes aux coliques symptomatiques.

Citons une observation. Madame M..., de Paris, longtemps avant la ménopause, souffrait de coliques hépatiques ; elle fit

plusieurs cures à Vichy, en 58, 59, nous avons été témoin des
accès suivants :

Douleur intense, en arrière dans le lobe droit du foie, au ni-
veau de la dixième côte et plutôt à la région externe ; cette
douleur est distincte de la douleur scapulaire, si déchirante dans
la forme commune. La malade, en éprouvant alternativement
les deux, savait reconnaître quelle période elle traversait dans
sa crise. Ses souffrances se décomposaient en deux temps. Un
premier correspondait au cheminement des petites concrétions
dans le réservoir biliaire; puis une détente complète durant
12 ou 18 heures séparait la reprise des contractures douloureuses. A ce moment, madame M... se trouvait dans les conditions de la colique hépathique régulière; la douleur ressentie
dans l'épaule devenait très-vive et, l'accès terminé, une grande
quantité de petits cristaux blanchâtres, minces, foliacés, en
tout semblables à des débris de coquillages, étaient expulsée; ils
étaient formés de cholestérine.

La cause mécanique de l'obstruction en résume pas
toute l'étiologie de la lithiase biliaire ; sous l'influence
de certaines perversions des actes digestifs, on voit se
produire la coagulation spontanée de la bile, phénomène qui provoquera des coliques hépatiques. Ces cas
sont considérés comme une expression diathésique
par la plupart des auteurs, MM. Frerichs, Gubler, etc.
Prunelle avait affirmé déjà que la gravelle hépatique
devait être envisagée comme un symptôme goutteux
chez la femme ; la rareté des manifestations articulaires dans ce sexe se trouvait remplacée par la fréquence
des coliques hépatiques.

M. Sénac émet la même opinion ; nous renvoyons le
lecteur à l'étude des arguments renfermés dans son
livre. Ils nous paraissent devoir entraîner les convictions.

Traitée en elle-même, la colique hépatique est l'affection la plus avantageusement modifiée par Vichy.

Une observation prise entre un grand nombre suffira pour le démontrer.

M. H..., d'origine suisse, négociant à Marseille, se rend à Vichy, en juin 1870, muni d'une lettre de son frère, médecin à Zurich. L'analyse de l'état morbide est des plus alarmantes. Le dépérissement considérable a été très-rapide et aucune médication n'a pu entraver sa marche. Il y a plus que des présomptions d'une affection organique pour le docteur qui accompagne son frère, il n'admet pas de guérison possible, il ne demande que du soulagement et nous conseille de recourir surtout aux injections calmantes.

L'examen nous révèle la situation que nous allons décrire :

M. H..., d'une complexion robuste, jouissait antérieurement d'une excellente santé.

Depuis deux mois ont apparu les premiers malaises d'inappétence, devenue promptement de l'anorexie absolue ; l'amaigrissement a résorbé les moindres traces de tissu intermusculaire.

La peau est sèche, aride, d'un jaune terne ; les sclérotiques sont ictériques, les urines fortement bilieuses ; nous reconnaissons la tache palatine. La maigreur est surtout sensible au cou, qui se montre décharné, tendineux. La main est chaude, un prurit généralisé, des plus torturants, empêche tout repos. L'expression est affaissée, le système nerveux semble dans un épuisement anémique.

La constipation est opiniâtre. Il y a des efforts de vomissements, sans expuition liquide. Depuis six semaines une cuillère d'eau sucrée amène des nausées pénibles ; peu de fièvre.

A la palpation, la région hépathique donne une sensation d'engouement diffus ; le lobe gauche hypertrophié s'étend bien au-delà de la ligne médiane. La vésicule distendue se reconnaît, grâce à la maigreur des parois abdominales ; les dimensions du foie ne sont guère développées dans le sens du diamètre vertical ; la congestion se rencontre plus spécialement autour des voies d'excrétion bilieuse. Point d'ascite ni d'œdème des membres inférieurs.

Le foie est tendu et développé vers le rebord antérieur, mais on ne constate aucune bosselure, aucun noyau induré; la surface est lisse. Le cœur, les poumons ne présentent rien d'anormal.

L'ensemble phénoménal était bien en rapport avec le pronostic de notre confrère. Mais, au travers de ces signes, le moral n'est pas mauvais ; au lieu de pressentiments funestes, nous voyons un grand désir de guérir. Surtout, répétons-le, il y avait peu ou point de fièvre.

Nous avions en souvenir, à ce sujet, le diagnostic thérapeutique de Trousseau, dans lequel il recommandait de se rattacher à la probabilité favorable quand on était en face d'un cas désespéré.

Nous conseillons à M. H... de prendre une cuillerée d'eau chaude de la Grande-Grille et de noter si elle provoque des nausées; si elle est mieux tolérée que l'eau ordinaire. Deux jours cette quantité très-minime est la seule boisson. Le troisième jour le malade plein d'espoir vient nous dire le soulagement qu'il a ressenti en ayant pu dormir une demi-heure dans sa nuit. Par degré la dose est augmentée. Le dixième jour elle atteignait 240 grammes pris quatre fois.

L'amélioration progresse rapidement sans aucune complication de fièvre ni de coliques hépatiques. L'appétit n'eut bientôt plus de bornes, au point que M. H..., vivant à table d'hôte, prenait une triple portion de chaque mets ; l'avidité était si grande qu'elle servait de spectacle aux voisins.

Bref, le malade fit une cure de 36 jours dans laquelle il prit 25 ou 26 bains et but constamment à la Grande-Grille sans dépasser la dose de 4 verres par jour, contenant chacun 240 grammes.

Le résultat fut la disparition de l'ictère avec le retour de l'écoulement bilieux dans l'intestin et une augmentation en poids de 4 kilogrammes.

L'année suivante M. H.., complétement remis, vint faire une seconde saison; il avait retrouvé toutes ses forces, son activité habituelle et n'avait eu cependant aucun souci de son régime. La guérison s'est maintenue depuis cette époque.

S'il fallait faire intervenir une interprétation chimique, nous dirions que la bile, spontanément altérée, avait en perdant de ses qualités alcalines, permis la formation de sels avec la prédominance des acides gras. Absorbé dans ces conditions, le bicarbonate de soude, en raison de son action élective sur le foie, aurait rendu des équivalents alcalins à la bile qui aurait repris son état liquide. Ce serait, en définitive, le mécanisme de la saponification.

La nosologie hépatique, nous parlons seulement de sa forme chronique, renferme beaucoup de lésions dont le diagnostic précis présente sur le vivant des difficultés réelles. C'est la nombreuse classe désignée sous le nom d'engorgements du foie, dans laquelle sont confondues les congestions passives sous la dépendance des rétrécissements aux orifices cardiaques, les gâteaux des fièvres palustres, les hépatites diverses des pays chauds accompagnées de diarrhée bilieuse ou concomitantes avec la dyssenterie.

Le traitement de Vichy convient en général à ces divers états morbides, si nous exceptons, toutefois, l'engorgement suite de maladie du cœur.

Une particularité propre au parenchyme hépatique, consiste dans l'accumulation graisseuse à l'intérieur de ses cellules. Cette lésion de texture semble compatible avec la santé lorsqu'elle ne dépasse pas un faible degré. Au delà de certaines limites, elle formera la maladie connue sous le nom de dégénérescence graisseuse du foie ; et sera le plus souvent l'expression symptomatique d'altérations locales ou éloignées, telles que la tuberculose ; l'emploi des alcalins trouverait encore là une indication à remplir à titre d'adjuvants, mais leur prescription doit naturellement se subordonner à la nature de l'affection.

Une dernière espèce de maladies du foie se caractérise par des modifications histologiques telles qu'on les voit dans le carcinome, les atrophies par sclérose, ou par dégénérescence amyloïde du tissu glandulaire.

L'excellent ouvrage de Frérichs renferme l'étude la plus complète, la plus utile à consulter pour ce genre d'altérations pathologiques. Leur mention, par rapport à Vichy, ne doit se faire que dans le chapitre des contre-indications.

Maladies des voies urinaires. — A bien considérer, le traitement des maladies qui ont pour siége le système excréteur de l'urine appartient rationnellement à la chirurgie; il est devenu même, vu son importance, une division spécialisée dans cette partie de l'art de guérir. Rarement, en effet, nous voyons un trouble de la mixtion, des douleurs locales, des altérations du liquide urinaire, qui n'aient leur explication étiologique dans une lésion, soit de la vessie, soit de la prostate, soit de l'urèthre.

Les maladies des organes uro-poiétiques rentreraient donc seules dans les attributions médicales par ce double motif que les reins concourent par leurs fonctions au maintien de l'équilibre trophique; de plus ils ne sont pas accessibles à une exploration directe.

M. Henry Thompson s'attache à bien établir ce fait (1).

« Ne perdez pas de vue que la cystite relève pres-

(1) Leçons cliniques sur les maladies des voies urinaires, professées a *University College Hospital de Londres*. Paris, G. Masson, 1874.

que toujours d'une cause saisissable, et qu'en fait la forme idiopathique doit être de la plus grande rareté. Çà et là, cependant, l'interprétation pathologique du mal échappera à vos plus louables efforts et il peut bien se faire que vous aussi vous soyez obligé de vous rabattre sur la diathèse goutteuse. Défiez-vous de la *goutte* et surtout de la *goutte rentrée*, vrai refuge dans les cas embarrassants pour les praticiens d'une faible puissance diagnostique. S'il est vrai qu'un certain nombre de phlegmasies uréthro-cystiques doivent être considérées comme la localisation d'un état général, j'estime que ce n'est que dans des circonstances extrêmement rares. » P. 458-59.

La médication alcaline de Vichy trouvera son application dans la forme chronique du catarrhe des voies urinaires, soit idiopathique, soit symptomatique de diverses phlogoses, soit consécutif à des opérations telles que la lithotritie. Elle s'adressera surtout à la gravelle et à sa manifestation, les coliques néphrétiques.

« L'origine de tout calcul, dit M. H. Thompson, est locale ou constitutionnelle. Par locale, j'entends une origine qui trouve ses conditions dans une maladie du réservoir urinaire et nullement dans un vice de tout l'organisme ; par constitutionnelle, je désigne une origine liée à une influence morbide générale, à une aberration du processus nutritif inhérente à l'économie tout entière. La grande majorité des calculs est d'origine constitutionnelle ; leurs principes viennent du sang.

« L'observation nous apprend que sur 20 pierres qui ont cette dernière origine, 19 sont formées d'acide urique et 1 d'oxalate de chaux. Quant aux calculs

phosphatiques d'origine constitutionnelle ils sont exces-
sivement rares. » P. 402.

Le traitement rationnel par les alcalins a surtout
pour objectif la gravelle rénale, celle qui reconnaît pour
cause une altération du sang, la surcharge des résidus
azotés qui formeront l'acide urique. Quelle modification peut-on espérer dans ce cas avec les boissons?
Leur action n'est qu'indirecte, la dissolution des petits
cristaux uratés qui tapissent les conduits urinifères
n'est plus admise sous l'influence du bicarbonate de
soude.

M. Roberts, de Manchester, a cherché à établir la
propriété lithontriptique de divers agents. Le plus puis-
sant de tous, selon lui, serait le carbonate de potasse,
après lui la soude, et au dernier rang la lithine. Les
meilleurs sels à administrer par la bouche sont le ci-
trate et l'acétate de potasse, et nous savons que les
acides organiques passent par l'urine à l'état de carbonates. Une des conditions absolues pour que la dissolution se produise est le maintien des qualités acides
de l'urine; le passage à la réaction ammoniacale abolit
toute action dissolvante. Or cet antécédent est presque
une abstraction ; l'observation ne souscrit pas à cette
coïncidence, savoir : présence d'une concrétion dans la
vessie et persistance de la composition normale de
l'urine. Thompson adopte les conclusions théoriques
de Roberts, mais il ne reconnaît pas leur vérification
pratique. Sa préférence pour les citrates et carbonates
potassiques le rend très-exclusif à l'égard de Vichy.
Jamais, dit-il, je n'ai prescrit cette eau pour aucune
affection urinaire, justement à cause de son infériorité
comparée aux sels de potasse.

Analysée ainsi, la question se déplace ; il ne s'agit dans ces cas que de calculs formés dans la vessie et pouvant se trouver, par les injections ou les boissons, en contact avec les solutions lithontriptiques. Le traitement médical n'est donc pas en cause, il devient œuvre chirurgicale. Pour rétablir le problème, nous ne saurions mieux faire que citer textuellement une proposition de l'éminent chirurgien de Londres. Nous l'enregistrons comme un axiome :

« En résumé, le fait important à retenir, celui qui domine l'histoire clinique des altérations chimiques de l'urine, est le suivant :

« L'excès d'acidité est la manifestation d'un trouble constitutionnel, l'expression d'une erreur de tout l'organisme, le produit d'un abus de sécrétion qui vicie la réaction de l'urine à partir du moment où celle-ci est formée dans le rein. Le traitement à lui opposer doit donc être général, et viser plutôt les fonctions assimilatrices que l'organe éliminateur. Réformez, en conséquence, les habitudes du malade, surveillez son régime, veillez surtout à l'accomplissement régulier des fonctions hépatiques et intestinales. — Au contraire, l'alcalinité habituelle de l'urine constitue dix-neuf fois sur vingt un accident purement local, une altération secondaire de provenance vésicale. Pour vous en convaincre, tâchez de recueillir un spécimen d'urine qui vienne directement des reins, je veux dire qui n'ait pas été viciée par son séjour dans la vessie ; vous verrez qu'il est suffisamment acide. Voilà pourquoi l'alcalinité de l'urine indique non une médication interne, mais un travail local par le cathéter et les injections. »

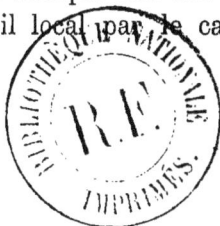

7

C'est préciser dans la forme la plus concise les circonstances dans lesquelles Vichy peut utilement intervenir. Le traitement, dans les *cas de suracidité de l'urine doit être général et viser les fonctions assimilatrices.*

Rappelons que les sels de potasse sont notoirement plus diurétiques que les sels de soude ; n'est-ce point dire en même temps qu'ils sont moins régulièrement absorbés, qu'ils traversent plus vite la circulation générale pour être rejetés au dehors. Le bicarbonate de soude, au contraire, paraît séjourner plus longtemps dans les circulations capillaires, dans celle du foie en particulier, organe pour lequel il montre une affinité spéciale.

Claude Bernard a démontré l'influence du pneumogastrique sur le rein par l'intermédiaire du foie ; les rapports des deux glandes s'établissent par une action réflexe continue.

Ainsi se trouverait élucidée l'action indirecte qu'il faut accorder au traitement de Vichy dans la gravelle urique ; elle aurait pour résultat de modifier, de corriger les déviations nutritives. A côté de cette action intra-sanguine, nous devons constater des effets sur l'urine elle-même. Lorsqu'un graveleux, dont les urines sont chargées d'acide urique libre, a pris quelque temps l'eau des sources froides ou chaudes, le précipité semble disparaître ; ce n'est toutefois qu'un changement de forme : l'acide urique primitif s'est converti en un sel plus soluble, en urate ou biurate de soude dont l'apparence pulvérulente a quelque analogie avec la poussière de marbre. Ce fait est seulement transitoire et dépend de l'usage de l'eau alcaline, aussi est-il bon de prévenir le malade que le précipité rouge brique pourra reparaître plus tard, après la cessation des boissons.

La colique néphrétique aiguë ne pourrait s'accommoder d'un traitement hydrominéral. Ce sont plutôt les engouements chroniques qui lui succèdent qu'il conviendra de détruire à l'aide des bains, des boissons et des douches ; sous ce rapport elle constitue un symptôme, une complication de la gravelle renale et leur traitement se confond.

L'arthritisme est une des trois maladies chroniques primitives capitales de M. Pidoux.

Comme toute maladie constitutionnelle diathésique, l'arthristisme est un état morbide *totius subtantiæ*, par conséquent ses lésions pourront avoir successivement ou simultanément pour siége tous les éléments organiques solides ou liquides.

Une diathèse ne peut s'affirmer que par ses manifestations antérieures ou actuelles.

De même qu'on ne peut appeler syphilitique un sujet qui, malgré l'antécédent obligé du chancre, n'a point révélé de symptômes constitutionnels spécifiques, de même un arthritique ne pourra passer pour tel sans avoir montré des lésions caractérisées. Les considérations d'antécédent héréditaire, d'attributs extérieurs ne fourniront que des conjectures, des probabilités et nullement la certitude pour le diagnostic. Les mots de diathèse virtuelle, en puissance, expriment cet état latent. La nosologie de l'arthritisme est encore

obscure : on n'a pas d'occasions d'étudier, dans les hôpitaux, cette forme de maladie à longue portée ; c'est
plutôt aux stations hydro-minérales, véritables hospices
des maladies chroniques, disait Prunelle, que le problème se présente sans cesse à résoudre pour le médecin.

Quelles sont les manifestations propres à l'arthritisme ?

On en reconnaît trois principales :

La goutte; — la gravelle ; — le mal hémorrhoïdaire
des Allemands, ou la pléthore abdominale.

Des lésions diverses rentrent aussi dans ce cadre
pathologique; telles sont certaines névroses périodiques
ou alternantes comme la migraine, les affections cutanées désignées sous le nom d'arthritides, peut-être
encore une forme chronique du rhumatisme, la gravelle hépatique, d'après M. Sénac.

Si les notions d'une maladie étaient en raison des
travaux que sa préoccupation a fait naître, la connaissance de la goutte serait assurément bien acquise
aujourd'hui.

L'anatomie pathologique est parvenue à éclaircir
beaucoup de points obscurs du problème ; l'analyse a
révélé ce fait constant de l'excès d'acide urique ex-
crété : sa présence dans la goutte franche et la gravelle
a constitué un signe pathognomonique commun aux
différentes formes de la diathèse; mais il faut bien
l'avouer ces progrès ne se sont pas étendus jusqu'à la
thérapeutique : la dissidence des auteurs est grande
quand il s'agit de prescrire un traitement. Des médecins considérés passent pour sages en dissuadant de
traiter la goutte. Sydenham, resté le maître en l'art de
décrire le mal goutteux, qui le torturait, était impuissant

à le guérir ; après bien des tentatives de médication infructueuses, il avait découvert ce topique calmant : que ce n'était point la maladie des sots.

Nous disions tout à l'heure que l'étude de la goutte a donné lieu à une série nombreuse de publications. Suivant le point de vue à envisager, nous aurons à consulter les divers travaux indiqués ci-dessous (1).

Répondre à cette question posée d'une manière générale : Vichy est-il utile aux goutteux, nécessiterait une notion préliminaire, celle du mode d'action des eaux alcalines sur l'organisme. Cette notion nous servirait de guide pour comprendre les modifications que nous cherchons à obtenir tant sur les eaux que sur les produits pathologiques. Le temps est passé où la conception de la goutte, d'après Petit, s'expliquait tout entière par l'excès d'acide urique contenu dans le sang ; la déduction de cette théorie était facile : la neutralisation avec des alcalins s'imposait naturellement. A ce

_____

(1) L'ouvrage de Garrot annoté par M. Charcot. — Par ce dernier auteur et M. V. Cornil : *Contributions à l'étude des altérations anatomiques de la goutte et spécialement du rein et des articulations*, 1864.

La plupart des traités sur les eaux minérales en France et à l'étranger.

De nombreuses monographies, plus spécialement eu égard à la médication qui nous occupe.

Petit, *Du Mode d'action des eaux minérales de Vichy*, 1850. — Finot, *Observations sur l'action thérapeutique des eaux de Vichy*, 1850. — Patissier, *Rapport sur l'emploi des eaux de Vichy dans le traitement de la goutte*, 1840. — Durand-Fardel, *De la goutte et de son traitement par les eaux minérales et en particulier par celle de Vichy*. — *Lettres médicales sur Vichy*, 2e édition, 1859. — Deux lettres sur le traitement de la goutte par les eaux de Vichy adressées au professeur Trousseau. — Les eaux minérales et les maladies chroniques, leçons professées à l'école pratique de Paris, 1874, etc. — *Sur le traitement de la goutte à Vichy*, Barudel, 1873.

titre Vichy devenait la station privilégiée qui devait remplir ce programme. On sait combien de goutteux se sont laissé séduire par ces promesses.

Le diagnostic thérapeutique doit établir de nombreuses distinctions :

Nous devons rechercher tout d'abord si la goutte est acquise ou héréditaire;

Quelle est la forme des manifestations antérieures ou actuelles, quel intervalle sépare les crises, quelle est leur marche, leur durée, leur ressemblance ou leur transformation ;

Quelle médication simple ou perturbatrice leur a été opposée ;

Quel est l'état du sujet, son âge, son hygiène, son régime, sa susceptibilité réactionnelle ?

On conçoit que l'analyse de chacune de ces considérations exerce une grande influence pour conseiller le traitement ou en détourner le malade.

La goutte franche, régulière à type aigu, la goutte acquise sont les modes le mieux en rapport avec la médication des eaux bicarbonatées sodiques.

Il est de précepte de n'appliquer le traitement thermal que dans la période la plus éloignée des accès, parce que la réaction du traitement pourrait occasionner des rechutes.

La goutte anormale pervertie dans son processus, dans ses localisations, présente de grandes difficultés en thérapeutique. C'est le *noli tangere* d'un grand nombre de praticiens ; on observe effectivement dans cette forme des susceptibilités pathologiques extrêmes qu'il est prudent de ne pas éveiller ; le moindre agent médicamenteux peut devenir perturbateur et déterminer des accidents redoutables, tels que la congestion cérébrale, la syncope, des attaques d'asthme, des tympanites graves. On ne saurait pourtant se départir de toute intervention dans ces affections diathésiques irrégulières et assurément les plus pénibles. C'est alors qu'un traitement mixte obtient souvent d'heureux résultats. Lorsque des malades de cette nature sont adressés à Vichy, les sources chaudes moins excitantes de l'Hôpital ou du puits Chomel doivent être préférées; elles préparent la tolérance d'un traitement complémentaire par les eaux sulfureuses sodiques, lequel n'aurait pas été supporté *a priori*. Cette combinaison thérapeutique concerne principalement les asthmatiques d'origine goutteuse.

Le sujet que nous traitons exigerait de longs développements; nous ne pouvons que l'effleurer, et nous renvoyons le lecteur à la brochure très-bien faite de M. Durand-Fardel, dans laquelle sont exposées avec clarté les distinctions à établir entre les formes de la maladie, leurs indications ou contre-indications à l'endroit des eaux de Vichy. Cette étude, d'ailleurs, n'est pas circonscrite dans les limites de cette médication spéciale; l'enseignement théorique sur les eaux minérales de M. Durand-Fardel l'a mis à même d'apprécier mieux que tout autre les ressources multiples de l'hydriatique et d'en discerner l'emploi.

Il est remarquable, dit l'auteur, que les trois stations spéciales pour la goutte soient chacune de qualité différente et fort caractérisée dans son espèce :

Vichy, bicarbonatée sodique.

Carlsbald, sulfatée sodique.

Wiesbaden, chlorurée sodique.

M. Gubler, dans le paragraphe du traitement hydro-minéral de la goutte et du rhumatisme, s'exprime ainsi :

« Pour faire un emploi judicieux de nos moyens d'action contre les affections goutteuses, il est indispensable de catégoriser les cas. A la diathèse en puissance on ne peut opposer que l'hygiène, le régime. . . . . A la forme subaiguë con-viennent les eaux diurétiques d'Évian et du groupe vosgien, ainsi que les bains tempérants de Bagnères-Adour et Bagnoles (Orne), Campagne, Foncaude, Néris, Ussat et quelques autres stations.

« Quant à la prédominance urique, constituant pour ainsi dire le fond de l'affection constitutionnelle et son unique manifestation durant le silence des accès, on la modifiera tantôt par les eaux fortement alcalines de Vals ou Vichy, tantôt par les eaux dites indifférentes et peu minéralisées en se laissant, guider par les con-sidérations relatives à l'état général du sujet. »

La goutte ne se limite pas à la forme aiguë ou chro-nique, aux variétés tonique ou atonique, elle se com-plique souvent de forme dyscrasique.

On la voit se transformer successivement en gravelle rénale, en diabète glycosurique ou albumineux. Le caractère de ces modifications est d'être alternant et de persister pendant une durée assez longue.

La circonstance la plus heureuse pour le malade est alors le retour aux accès de goutte aigus ou subaigus.

Nous avons observé des complications de ce genre :

Madame de N., d'origine goutteuse, par double hérédité paternelle et maternelle, avait éprouvé récemment une atteinte sévère de coliques néphrétiques avec accès pernicieux.

Envoyée à Vichy en 1864, elle suit une cure régulièrement sans présenter de troubles notables; l'année suivante nous revoyons la malade atteinte de glycosurie. Comprenant notre étonnement, elle nous explique que ce fait lui est connu. « Rassurez-vous, dans un an vous me trouverez probablement avec de l'albumine, puis tout se résoudra par un accès de goutte articulaire. »

En effet, les prédictions se réalisèrent et les métamorphoses avaient duré 4 ans.

Un autre exemple nous a montré depuis le même enchaînement de phénomènes :

Le général X., affecté d'une goutte franche jusqu'en 1871, a vu disparaître brusquement ses manifestations régulières à la suite de dépressions morales profondes.

La gravelle urique a été de courte durée, mais l'albuminurie qui lui succéda a persisté 2 ans pour faire place au diabète sucré. Après la dernière cure de Vichy le malade fit une saison à Eaux-Bonnes, que nous avions conseillées pour modifier les troubles bronchiques concomitants; l'emploi des sulfureux ramena les accès de goutte aux pieds et aux mains; ils ont reparu avec une grande intensité, et simultanément le glycose et l'albumine n'ont plus été retrouvés dans l'urine.

Il a été parlé de la gravelle rénale à propos des maladies des voies urinaires ; la lithiase hépatique se. rattachait naturellement aux maladies du foie. Nous n'en dirons rien de plus.

Le mal hémorrhoïdaire a pris dans ces derniers temps une grande place dans la semeiologie de l'arthritisme. On ne considère plus la phlebectasie hémorrhoïdale comme une lésion locale simple, comme un phénomène isolé, indépendant ; on lui prête une signification plus étendue, on en fait une expression de la pléthore abdominale.

L'observation ne contredit pas à cette interprétation. En effet la paresse de la circulation veineuse dans les vicères sous-diaphragmatiques est remarquée chez la plupart des goutteux. La gêne des fonctions du foie sous l'influence de la rétention bilieuse dans la lithiase hépatique, la constipation qui en résulte, les congestions consécutives aux hépatites des pays chauds, celles du rein dans la gravelle urique, sont autant d'états morbides qui coïncident avec le retard de la circulation dans l'abdomen. La dilatation compensatrice des vaisseaux hémorrhoïdaires ne pourrait être admise comme cause, elle semble bien mieux être un effet, par conséquent un symptôme commun.

On sait les relations sympathiques qui existent entre la circulation cérébrale et celle de l'extrémité du rectum. La tension vasculaire de cette dernière région présente des inconvénients sérieux ; agir primitivement sur les sécrétions intestinales est souvent une indication pressante à remplir quand on a lieu de craindre des congestions vers la tête.

Ces propriétés purgatives se rencontrent dans certaines eaux minérales. Carlsbad les possède à un bien plus haut degré que Vichy ; elles établiraient, selon nous, la principale différence d'action entre ces sources alcalines, qu'on se plaît à rapprocher.

Pendant un séjour que nous avons fait à la station de Bohême, nous avons pu nous rendre compte du mode d'emploi de la médication thermale et de ses effets immédiats.

Nous laisserons de côté les dyspeptiques ou les névropathiques auxquels sont conseillées les fontaines de Mulhbrunn, de Schlossbrunn, de Théresien-

brunn, etc., pour examiner la classe intéressante des
malades qui vont boire au Sprudel. La plupart sont
des Européens dont la santé a été profondément ava-
riée en habitant des climats chauds, beaucoup d'Anglais revenus des Indes.

Leur physionomie frappe par une expression splee-
nique et par les teintes les plus diverses de l'ictère,
depuis le jaune safran jusqu'à la nuance du bronze.
Dès le premier jour, à moins de contre-indication spéciale, ces malades sont envoyés au Sprudel, magnifique
gerbe d'eau minérale chaude à 70°; la dose des boissons nous a paru contenir environ 3/4 d'un verre; elle
est répétée plusieurs fois à intervalles de demi-heure
et a pour mesure l'effet purgatif.

Cette action se déclare promptement et le soulagement consiste, pour le malade, à se sentir dégagé de
sa pléthore abdominale. Par degrés diminue la spolia-
tion séreuse, la modification ultérieure rentre dans
celle produite par une solution alcalino-thermale.

A l'état sain, comme à l'état morbide, la peau reflète
à sa surface la manière d'être constitutionnelle du sujet. Tantôt les localisations d'une maladie générale
s'accentuent sur le tégument externe, tantôt elles dis-
paraissent. C'est plutôt dans l'intervalle des crises,
dans les périodes de silence de la diathèse qu'on les
observe.

L'arthritisme donne naissance à une pathologie cutanée qui a reçu le nom d'arthritides pour rappeler

leur nature. Ces dermatoses n'ont pas de caractère anatomique spécial, toutes les formes peuvent concourir à exprimer les réactions de l'affection interne.

C'est moins par leurs signes objectifs propres que par la connaissance des antécédents, par la marche de la maladie, qu'on établit leur diagnostic pathogénique. En dehors de ces points de repère, les arthritides présenteraient des lésions communes à d'autres affections constitutionnelles.

Dans une autre publication (*Rapport du Dr Prunelle sur la source Lucas*), nous avons décrit les formes principales de ce genre de dermatoses. Elles sont surtout bien étudiées dans les ouvrages spéciaux de M. Bazin et le traité des maladies de la peau de M. Gailleton.

Leur traitement rationnel à Vichy est indiqué par le motif qu'elles ne sont que des manifestations alternantes avec celles de la goutte, de la gravelle uriquie ou de la pléthore abdominale.

Les diverses sources peuvent être mises à profit, mais particulièrement la source Linas. Citons un alinéa des conclusions de Prunelle :

« Les eaux de Lucas, en raison de leurs propriétés spéciales, ont guéri des porrigo, des acné, des dartres, des eczéma, des urticaires, même des éléphantiasis, toutes maladies dont quelques-unes avaient résisté non pas seulement à l'action des eaux ordinairement employées à Vichy, mais encore à celle des eaux le plus décidément sulfureuses : dernier fait qui s'explique, en ce que les maladies cutanées sont rarement des maladies uniquement locales et plus souvent le produit de diathèses et de dyscrasies contre lesquelles le soufre est impuissant. »

Le sucre existe normalement dans le sang, quel que soit le genre d'alimentation ; on évalue sa proportion à 0,002 ; il est utilisé à l'état physiologique et n'apparaît pas normalement dans l'excrétion urinaire. Les points où l'on rencontre le sucre dans le système circulatoire sont en dehors de la veine porte.

On trouve aussi du sucre dans le système afférent des produits alimentaires, mais sa quantité varie suivant le genre de nourriture, suivant le moment de l'analyse faite à jeun ou pendant la digestion. C'est à son passage dans le foie que le sucre directement apporté par la veine porte subit des modifications spéciales. On appelle glycogénique la fonction qui accomplit ces actes. Les dernières expériences de M. Claude Bernard, 1873, mettent hors de doute le rôle actif du foie qui consisterait à retenir le sucre, à empêcher qu'il se montre dans les veines sus-hépatiques en aussi forte proportion que dans les vaisseaux afférents. La démonstration est établie par la ligature de la veine porte. A la suite de cette oblitération, la circulation complémentaire s'organise par les anastomoses qui relient les branches de la veine porte aux hémorrhoïdales, aux veines des parois abdominales, aux œsophagiennes, aux diaphragmatiques et, de plus, aux veines rénales chez les animaux, de sorte que le sang venant de l'intestin ne passe plus par le foie mais est

versé par ces anastomoses dans la circulation générale.

Si l'on ingère dans le canal intestinal d'un chien
ainsi préparé 10 à 12 grammes de sucre, on constate
une demi-heure ou trois quarts d'heure après la présence du glycose dans les urines, tandis que chez un
chien de même taille et dans les mêmes conditions,
mais n'ayant pas la veine porte oblitérée, il faut 30, 50,
60 ou 80 grammes de sucre ingéré pour qu'il apparaisse dans les urines.

La présence de la matière sucrée dans l'urine est le
signe pathognomonique du diabète.

Il résulte de ce qui précède que l'intégrité de la
glande hépatique semble nécessaire pour que la fonction glycogénique soit maintenue dans son équilibre
physiologique.

Non-seulement les altérations de texture du foie,
mais aussi les lésions du système nerveux préposé
à ses fonctions, donnent naissance au diabète.

Citons des exemples de ces deux modes pathogé-
niques.

La piqûre en un certain point du plancher du quatrième ventricule, la présence d'une tumeur agissant
par compression dans cette même région, une violente
commotion cérébrale consécutive à une chute de voi-
ture, de cheval ou de tout autre accident, produisent
le diabète d'origine nerveuse.

La cirrhose dont la lésion consiste dans l'atrophie
de la cellule hépathique avec prolifération du tissu
conjonctif intra-acinien provoquerait la glycosurie par
altération de texture.

Deux observations de diabète en rapport avec ce mé-

canisme de production ont été publiées par le docteur
Colrat, dans le *Lyon médical*, 11 avril 1875.

Elles sont à recueillir comme un document précieux.

D'après leur auteur, « les expériences de la ligature
de la veine porte se trouvent pour ainsi dire réalisées
dans différentes circonstances, chez l'homme dans la
pyléphlébite et dans la cirrhose. Dans ce dernier cas,
l'obstruction se fait dans les ramifications de la veine
porte au travers du foie ; elle n'est certainement pas
complète, mais on sait combien se développent les
anastomoses qui reçoivent le sang provenant des intestins, par conséquent chargé des produits de la
digestion, et le versent dans la circulation générale.

« Dans ces conditions, identiques à celles où se trouve
un animal chez lequel la veine porte a été liée, on devait trouver du sucre dans les urines après l'ingestion
de matières féculentes ou sucrées.

« Il nous a paru intéressant de faire cette recherche,
et nous avons expérimenté, en quelque sorte, sur deux
malades atteints de cirrhose. Le résultat a été pleine-
ment confirmatif.

« Les analyses des urines ont été faites avec soin et
ont toujours donné les mêmes résultats : absence complète de glycose dans les urines de la nuit, c'est-à-
dire alors que le malade était à jeun, tandis que les
urines de la digestion, après un repas composé de matières amylacées ou sucrées, en renfermaient des quantités notables. La proportion de glycose a toujours été
en augmentant à mesure qne l'affection hépatique pro-
gressait. Les deux malades ont succombé, et l'autopsie
a pu contrôler le diagnostic. »

Il y a cette distinction à faire dans la glycosurie, remarque M. Colrat. Ces deux observations ne sont pas des cas de diabète vrai, puisqu'il n'a été constaté ni polyurie ni polydypsie. Elles se rapprochent plutôt de la forme appelée par M. Claude Bernard diabète alimentaire, et apportent un appui à la théorie physiologique déjà démontrée expérimentalement.

La glycosurie ainsi reconnue devient un signe d'obstruction partielle ou totale de la veine porte, soit par pyléphlébite ou par compression, soit par cirrhose.

La glycosurie ne saurait reconnaître une cause univoque. L'analyse nous a révélé que la présence du sucre dans l'urine est sous la dépendance de lésions bien diverses. Cependant si la cause occasionnelle s'observe en dehors du foie nous ne pouvons admettre que cet organe reste étranger à la production de la maladie.

Le mot diabète, comme celui de dyspepsie, n'exprime qu'un symptôme. C'est la traduction d'un état morbide dont la lésion, le siége, la nature sont ignorés, sousentendus. Réduite à cette dénomination insuffisante, la glycosurie n'est plus qu'un symptôme commun.

On a distingué plusieurs variétés :

Le diabète faux ou vrai, temporaire, celui que détermine une commotion violente des centres nerveux, sa durée se mesure par le temps nécessaire à la cicatrisation de ces désordres ; le diabète alternant, comme nous en avons cité deux cas dans l'évolution goutteuse ; le diabète gras ou maigre, alimentaire ;

Le diabète consomptif, celui de l'adolescence ; une particularité le signale : c'est la forme la plus grave, elle entraîne invariablement les lésions pulmonaires,

la phthisie, ce terme ultime de certaines maladies chroniques, suivant M. Pidoux.

Cette variété bien observée dans sa marche n'a pas été
étudiée dans ses lésions anatomiques : elle pourrait s'expliquer par la coïncidence de la tuberculose dans le
foie ;

Le diabète hépatique en rapport avec les affections
multiples de la glande de ce nom.

La thérapeutique de la glycosurie, pour être rationnelle, doit tirer ses indications du discernement étiologique et faire une application variée des ressources
dont elle dispose.

La plupart des diabétiques sont envoyés aux eaux
alcalines, sans grande considération des différences
que peut offrir l'origine, le siége de leur affection. Il
est probable que le choix de cette médication provient
de son efficacité reconnue dans la nombreuse classe
des maladies hépatiques, et du rapprochement que
l'esprit conçoit entre ces maladies et la manifestation
du diabète sucró.

Chez les glycosuriques qui se rendent en grand
nombre à Vichy, on constate pendant la cure une diminution notable de la soif, une réduction sensible dans
l'urine et le sucre excrétés, le retour au fonctionnement plus régulier de la peau, de l'intestin, de la digestion ; il y a amélioration évidente dans les symptômes
de la maladie, mais pour la guérison définitive on ne
l'observera que dans les cas simples et sans altération
pathologique des tissus ou des viscères.

Dans le but d'élucider le mode d'action des alcalins
dans la glycosurie, un expérimentateur russe a fait
absorber à un chien du bi carbonate de soude à doses

8

fortes et prolongées. L'auteur, M. Lumikowsky, aurait reconnu ce résultat que la fonction glycogénique du foie était notablement réduite sinon suspendue. (Publié dans *Berliner Clinische Wochenscrift*, 6 octobre 1873.)

Trousseau avait manifesté son étonnement de voir améliorer, guérir même, par l'emploi des eaux alcalines les anémies consécutives à l'intoxication palustre. Il a développé ce fait d'observation clinique dans son enseignement à l'Hôtel-Dieu (*Cliniques*, t. III, p. 57). Comment comprendre cette action thérapeutique en désaccord avec toutes les interprétations chimiques? Il ne peut être question d'une action spécifique, et dès lors la propriété médicamenteuse des alcalins s'expliquera de deux manières : ou bien ils joueront le rôle d'antidote, de neutralisant chimique de l'élément toxique qui a altéré le globules; ou ils deviendront un stimulant indirect de la réparation sanguine en relevant les fonctions digestives et en rendant à l'organisme le ressort physiologique dont il était dépourvu.

Dans les empoisonnements, nous ne comptons neutraliser chimiquement la substance toxique que lors de son passage dans l'estomac. Les conditions de contact sont nécessaires à la production du phénomène, mais au delà tout est changé et nos antidotes n'ont pas d'action sur le sang ; les principes protéiques albumineux de ce liquide ne sauraient servir de milieu favorable aux combinaisons régulières; tout porte donc à admettre la seconde explication.

La plupart des hémies directes ont lieu par l'introduction respiratoire de l'agent altérant, c'est dire que ce dernier doit se présenter à l'état gazeux ou de pous-

sière tenue en suspension dans l'air. La fièvre paludéenne est attribuée à la pénétration dans les voies
aériennes des sporules de certaines palmellées. Ces
corpuscules agissent comme des vapeurs toxiques et
sont mis en rapport avec le sang dans le mécanisme de
la respiration. Le premier effet de l'empoisonnement
est de développer un accès de fièvre avec ses trois
stades : frisson, chaleur et sueur. Le changement de
lieu, la quinine suffisent à la guérison au début. Mais
si la cause infectieuse continue d'agir, la répétition des
actes morbides dominera la résistance physiologique
de l'organisme, le sang sera modifié. L'altération de ses
principes le rendra impropre à stimuler les fonctions
glandulaires, il stagnera dans les capillaires, nous ob-
serverons la congestion passive des glandes sanguines :
le foie, la rate ; par degrés se produiront l'hydrémie,
les épanchements séreux.

Il s'agit bien dans ce cas d'une anémie primitive, car
nous n'avons pas à constater de lésion histologique.

Si la clinique enregistre les bons résultats des eaux
alcalines dans l'anémie, la cachexie palustre, nous ne
pouvons expliquer leur mode d'action que par une
influence indirecte, une modification de l'état général.
L'état physiologique réconforté par ces médicaments
développe les efforts qui aboutiront à la réparation.

Notons qu'il n'est nullement besoin de recourir à des
sources spéciales pour assurer ce bénéfice au malade.
Les sources chaudes de la Grande-Grille, de l'Hôpital
présentent le même avantage dans leur emploi que les
sources alcalino-ferriques de Mesdames ou de Lardy.

L'analogie nous conduirait à appliquer la même médication aux anémies primitives d'une autre origine,

telles que les variétés saturnines, mercurielles, arseni-
cales, méphitiques, etc.; mais la clinique n'a pas eu à
s'exercer sur des observations de cette nature, et le
problème est à réserver, bien que théoriquement nous
ne trouvions aucune contre-indication rationnelle.
Nous espérons qu'il nous sera donné de faire l'application du traitement de Vichy dans les anémies de ce
genre.

MODE D'ADMINISTRATION ET DOSES.

Les eaux de Vichy sont prises en boissons, admi-
nistrées en bains et en douches. Un de leur composants,
l'acide carbonique, est aussi utilisé en aspiration, en
bain gazeux et en douche utérine.

Une plus grande importance dans le traitement est
accordée aux boissons. Le langage populaire consacre
cette distinction ; on dit : les buveurs d'eau, non les
baigneurs.

L'indication de chaque source se déduit de l'étude de
la maladie et de l'état du malade. Cette étude parallèle
est nécessaire pour bien diriger la médication.

Les guides médicaux à l'usage des buveurs ont ré-
pandu beaucoup de préjugés en attribuant des vertus
spéciales à telle ou telle fontaine. Vous souffrez de l'estomac, buvez à la source de l'Hôpital ; le foie est-il en
cause, allez à la Grande-Grille. Goutteux, graveleux,
diabétiques, prenez des Célestins. Êtes-vous anémique,
choisissez entre Mesdames ou Lardy. Faire ainsi ab-

straction des considérations utiles de l'étiologie de la
nature du mal et n'avoir égard qu'à son siége organique ne constituera jamais une thérapeutique intelligente.

Dans le principe la dose des boissons était dirigée par
la tradition, l'empirisme ; plus tard, quand la science,
voulut interpréter l'action des eaux alcalines, elle ima-
gina les théories chimiques et les doses augmentèrent
considérablement sous l'empire de ces doctrines. Nous
avons recherché dans les consultations de Prunelle
quelles étaient les doses prescrites à cette époque.
Nous les voyons variables, comme tout ce qui se déduit des indications cliniques. Plusieurs observations
marquent des doses très-faibles, une cuillerée matin et
soir ; généralement huit à dix verres dans les cas simples. Telle n'était pas la modération de Petit, qui en-
courageait le malade à boire autant que son estomac
pouvait le supporter. Il signale le cas d'un goutteux
qui aurait pris 83 verres dans la même journée, assu-
rant qu'il s'en était bien trouvé.

« Ce qui est pour moi hors de doute, c'est que la
guérison est d'autant plus prompte et plus sûre que
l'état des malades leur a permis de supporter une
plus grande quantité d'eau.»

(*Des eaux min. de Vichy,* par Charles Petit, 1843.)

Nous n'avons pas de terme de comparaison sur la
contenance d'un verre à cette époque ; on sait qu'elle
était variable, mais généralement plus forte que de nos
jours.

M. Daumas a eu l'ingénieuse idée de régler la consommation des boissons à l'aide d'un verre gradué. La
division est fondée sur le gramme et c'est le poids de
l'eau alcaline qui sert de mesure. La considération de

volume aurait peut-être été préférable, en s'appliquant à la fois à l'eau distillée ; la comparaison ne réclamerait pas le calcul des densités. N'insistons pas sur ce détail, telle qu'elle est la pratique du verre gradué est des plus simples :

Un trait inférieur sur lequel est gravé le chiffre 60 correspond au 1/4 de verre ;

Sur le trait médian est inscrit le nombre 120, c'est le 1/2 verre ;

Près du rebord supérieur, contenance du verre entier, 240 grammes.

L'abus des boissons avait été excessif : nous avons cité des exemples ; la réaction devait naturellement se produire et plus d'un buveur aura été contemporain de ces prescriptions plus que contradictoires : aux doses exagérées succédèrent les doses faibles, trop faibles quand elles prennent le caractère uniforme.

Notre regretté confrère Cahen pensait obtenir de bons résultats en réduisant de plus en plus les quantités des boissons ; insensiblement il les prescrivait par cuillerée dans certains cas ; nous l'avons entendu maintes fois préconiser cette manière d'agir.

Peu d'années après, M. Daumas érigeait ce système en axiome : « Les eaux de Vichy, pour être salutaires, doivent être employées à petites doses » *Ax.*, 24.

Le précepte de Petit était renversé terme pour terme.

Est-ce que la vérité peut être contenue dans des conceptions aussi extrêmes ? Autant vaudrait dire que l'appétit de chacun peut être mesuré sur celui de son voisin, quelle qu'en soit la proportion. Cherchons à les comprendre et laissons à chacun ses aptitudes physiologiques ou morbides.

Ainsi nous voyons :

1° Au début doses empiriques transmises par l'habitude traditionnelle ;

2° Doses exagérées déduites des idées chimiques alors qu'il s'agissait de neutraliser les acides, bien mieux d'alcaliser des humeurs normalement acides, comme l'urine ;

3° Doses atténuées très-faibles en réaction contre les précédentes.

4° Restent à découvrir les doses moyennes et modérées, sans grande chance de succès, avec leur étiquette neutre, modeste, sensée.

5° Enfin, toujours seront à calculer les doses individualisées, ce qui est plus médical.

Les bains sont administrés simultanément avec les boissons, leur usage quotidien est prescrit pendant la cure.

Comment pouvons-nous comprendre leur utilité et leur mode d'action ? Le problème reste encore à résoudre. Les actions réflexes ont sans doute une large part dans le mécanisme de l'influence des bains, mais il faut renoncer désormais à admettre l'absorption cutanée, la pénétration d'un liquide au travers d'un épiderme sain.

Les preuves de cette imperméabilité surabondent. Nous citerons des arguments résumés dans les annotations de l'ouvrage de Thompson par MM. Jude Hue et F. Gignoux.

Depuis nombre d'années, le professeur Küss, de Strasbourg, niait le pouvoir absorbant de la vessie et considérait l'épithélium de cet organe comme un vernis réfractaire à tout phénomène d'osmose. Cette conviction, née chez lui de faits cliniques, avait été sanctionnée par de nombreuses expériences sur les animaux et était devenue un des intéressants sujets de son enseignement original.Küss enseignait l'imperméabilité non-seulement de l'épithélium vésical, mais aussi de l'épithélium cutané, de l'épithélium des plèvres, de l'épithélium de l'estomac. Pour ce physiologiste, les cellules épithéliales pavimenteuses constituaient des barrières infranchissables tant qu'elles étaient saines et vivantes et leur altération ou leur mort se marquait par leur perméabilité. C'est ainsi qu'un vésicatoire permet la dessiccation du derme, que l'urémie se montre dans les cystites avec exulcération de la muqueuse vésicale, qu'un tubercule pleural amène un épanchement pleurétique, etc. Küss comparait l'épithélium pavimenteux aux cellules de l'épicarpe des fruits en général et des raisins en particulier, cellules qui préviennent l'évaporation du contenu liquide du fruit même sous le plus ardent soleil.

Les expériences du maître ont été reprises et confirmées en 1867 par un de ses élèves, le docteur Susini, (*Thèse* de Strasbourg, 1867, 3ᵉ série, n° 30.)

Un travail plus récent sur l'absorption cutanée (*Thèse* de M. Baudin, Paris, 1874) offre des recherches intéressantes à consulter.

L'étude de cette question à l'ordre du jour est résumée en trois parties :

La première renferme l'historique des croyances, des hypothèses qui se sont succédé jusqu'à nous ;

La seconde un aperçu de l'anatomie du système cutané et de la physiologie de l'absorption.

La troisième comprend l'expérimentation.

Un index bibliographique permet de remonter aux sources auxquelles l'auteur a puisé.

Les conclusions essentielles à retenir sont les suivantes :

L'absorption par la peau des substances dissoutes dans l'eau, admise autrefois sans conteste, est aujourd'hui niée par la plupart des physiologistes.

L'épiderme, par la disposition histologique de ses éléments, par son invascularité, oppose une barrière presque infranchissable aux phénomènes d'absorption.

La disposition de la membrane interne des glandes sudoripares et de leur conduit excréteur rend possible l'absorption de toute substance miscible à la graisse de l'enduit sébacé, et lorsque cet enduit a été enlevé, l'absorption des substances solubles.

M. Aubert, de Lyon (*Lyon médical,* 15 janvier, 1er février 1874), a déterminé à l'aide des empreintes sudorales le rôle des glandes sudoripares dans la transpiration insensible, la moiteur, etc. Il se propose dans des expériences ultérieures de faire connaître la part qu'elles prennent à l'absorption cutanée.

Les rares exemples qui ont donné des résultats positifs de l'absorption par la peau sont invalidés par des causes d'erreurs multiples ; telles seraient l'introduction par les voies pulmonaires d'une substance volatile, la lésion de l'épiderme du sujet, la préexistence normale dans les humeurs de la matière analysée, le défaut de précaution d'essuyer parfaitement le corps à la sortie du bain, etc.

Durée de la cure thermale.—Une habitude traditionnelle consiste à consacrer vingt et un jours au traitement prescrit des eaux minérales. Cet usage, basé sans doute sur la mise à profit d'une période inter-cataméniale, n'a rien de rationnel. Cet emploi calculé du temps est rarement observé, il ne concerne d'ailleurs qu'une partie des buveurs; il y a donc d'autres considérations à rechercher.

Naguère les malades de l'hôpital militaire soumis à une réglementation étaient tenus de faire une saison de quarante jours. On avait observé que la satiété de traitement arrivait bien avant ce terme, la plupart des soldats hospitalisés réclamaient un congé de convalescence vers la dernière semaine. Cette remarque fit réduire la cure à un mois et procura le double avantage de soulager d'abord les malades et de répartir une saison de plus, du 1er mai au 1er octobre.

Nous souscrivons volontiers à cette durée de traitement qui permet d'intercaler quatre ou cinq jours de repos dans l'administration des bains et des boissons et donne un temps suffisant pour modifier un état chronique.

Des eaux transportées. — Lorsque l'action d'une eau minérale tire sa principale importance de son emploi en boisson, il est rationnel d'admettre qu'elle jouisse encore de propriétés utiles quand elle est prise à domicile. Vichy rentre dans ces conditions et la pratique a depuis longtemps sanctionné la valeur de ses eaux transportées.

Les troubles digestifs sont assez répandus pour que soit fréquemment renouvelée l'indication de recourir à une médication reconnue bienfaisante. Cette thérapeutique ne s'adresse pas seulement à ceux que des obstacles empêchent de suivre une cure aux sources mêmes ; ceux qui ont fréquenté la station thermale pri-

sent surtout la solution alcaline lors du retour si répété
des malaises bilieux, de la pléthore abdominale, des
crises de gravelle qui les tourmentent.

Une observation frappe le voyageur en Angleterre,
c'est la grande consommation du soda-water à toutes
les stations de chemin de fer. L'épreuve du temps empêche de confondre cette pratique usuelle avec d'autres
semblables qui ne trouvent pour encouragement que la
mode ou des interprétations illusoires. S'il était
prouvé, ce que nous cherchons à démontrer expérimentalement, que, loin de nuire, les eaux alcalines ont
une action reconstituante, qu'elles s'adaptent à une foule
de malaises qui, sans être la maladie, demandent un
soulagement, pourquoi ne pas multiplier leurs applications ? Quand nous tenons à notre disposition une boisson utile, agréable et surtout naturelle comme Vals ou
Vichy, pourquoi ne point généraliser son emploi et la
faire entrer dans les prescriptions hygiéniques ? L'im-
portation de cette méthode ne serait après tout qu'une
simple imitation de ce qui se passe depuis fort longtemps chez nos voisins d'outre-Manche.

Les Trinkhalle peuvent donc s'introduire avec profit dans nos mœurs, et nous rechercher dans nos habitudes.

L'eau minérale transportée se boit en mangeant
ou par verre entre les repas.

Une question se présente naturellement à l'esprit.
Comment déterminer le choix des sources à prendre
chez soi ? Les chimistes ont reconnu que parmi les
principes constituants des eaux alcalines, l'acide carbonique paraît nécessaire au maintien des combinaisons
salines, semble créer une atmosphère favorable à la

persistance des solutions ; la proportion de ce gaz re - tenue dans le liquide importerait donc beaucoup à sa conservation.

Un fait d'observation établit que la basse température à l'émergence des sources coïncide avec une dissolution plus grande de l'acide carbonique, le contraire aurait lieu pour les sources chaudes.

Ainsi Hauterive, qui accuse au thermomètre $+15°$, contient par litre 2 gr. 183 d'acide carbonique, tandis que la Grande-Grille à $+42°$ n'en renferme que 0,90.

La thermalité de l'eau ne saurait être sans effet sur l'association des éléments chimiques qui la composent; en détruisant, par le transport, cette condition physique, il doit évidemment se produire des changements. Croire que rappeler avec le bain-marie la température initiale constitue une opération qui rendra à l'eau minérale sa constitution primitive, c'est une hypothèse sans démonstration.

Les eaux froides méritent donc la préférence quand elles ont pour objet la médication à domicile. D'ailleurs si, en dehors des données chimiques, nous avons recours à la dégustation, ce réactif par excellence, en ces sortes de constatations, nous vérifierons que la Grande-Grille transportée est réellement modifiée, que son goût perd la sapidité agréable qu'on lui reconnaît à sa source pour devenir fade, terreux et paraître indigeste.

Nous devons pourtant faire quelques réserves dans ces préventions contre les eaux chaudes transportées : l'Hôpital, pris en dehors de Vichy, nous a semblé bien supporté par des malades qui en recherchaient l'emploi et ne signalaient qu'une altération peu sensible dans la plupart des bouteilles.

Déduit de toutes ces considérations, l'avantage des eaux froides prises chez soi consiste principalement dans leur conservation mieux préservée; de plus l'acide carbonique libre qui s'en dégage remplit vraisemblablement un rôle physiologique par son action directe sur la muqueuse, c'est un élément qu'il ne faut pas négliger.

Nous devons à l'obligeance de M. Des Cloizeaux, membre de l'Institut, la communication de recherches qu'il s'est plu à consigner pendant une cure faite à Vichy en 1873; nous avons été invité à publier ce travail important, destiné à combler de nombreuses lacunes.

L'analyse comparée des températures, des densités et des propriétés physiques des différentes sources est scientifiquement établie dans le tableau que nous transcrivons.

SOURCE ET DATE.	TEMPÉRA-TURE NATURELLE	DENSITÉ.	TEMPÉRAT. POUR LA DENSITÉ.	BAROMÈT.	TEMPÉRAT. DE L'AIR.
Grande-Grille. 22 juillet, 7h soir.	42º	10035	13º	739mm	26ºC.
Chomel. 23 juillet, 1h soir.	43º,3	1002,5 1004,5	12º 8º	737mm	28ºC.
L'Hôpital. 26 juillet, 2h soir.	34º	10025	9º	737mm	31ºC.
Célestins, grotte source gauche. 22 juillet, 7h matin.	16º,1	1004 pas de gaz.	16º,1	739mm	20º,5
Source de droite. 22 juillet, 7h matin.	16º,5	1003 pas de gaz.	16º,5	Idem.	Idem.
Ancienne. buvette.	15º,5	1004 à 1005 Petites bulles de gaz.	15º,5	Idem.	Idem.
Nouvelle buvette.	16º,1	1005 Bulles nombr.	16º,1	Idem.	Idem.
Parc. 22 juillet, 8h matin.	19º,2	1002	19º,2	Idem.	Idem.

SOURCE ET DATE.	TEMPÉRA- TURE NATURELLE	DENSITÉ.	TEMPÉRAT. POUR LA DENSITÉ.	BAROMÈT.	TEMPÉRAT. DE L'AIR.
Lucas. 22 juillet, 8ʰ 1/4 mat.	Après les conduits vidés. 28°.	1002 1004,5	28° 16°	739mm	21,5
Mesdames, à Cusset. 30 juillet, 1ʰ 5.	17°	1003 à 1004 énormément de bulles de gaz. 1004 bulles chassées.	17° 18°	740mm	26°
Buvette à Vichy.	25°....	....	....	....	....32°
Source intermit- tente. 31 juillet, 7ʰ 45 matin	Après 3 ou 4 minutes de jaillis- sement. 30°	1002 1004	30° 19°,5	742mm	24°,5

Goût salé et goudronneux. — Odeur de pétrole.

| Hauterive. 31 juillet, 8ʰ 35. Un peu in- termittent. | 15° | 1004,5 bulles de gaz assez nombreuses. | 15° | 742mm | 23°,5 |

Très-fraîche, piquante et agréable au goût.

SOURCE ET DATE.	TEMPÉRATURE NATURELLE	DENSITÉ.	TEMPÉRAT. POUR LA DENSITÉ.	BAROMÉT.	TEMPÉRAT. DE L'AIR.
Châteldon, 1er août, 10h matin.	14o,4	1001,5 à 1002 quelques bulles de gaz.	14o,4	741mm,5 A Vichy, 7 1/2 du matin. 734mm,5 A Châteldon 10h matin.	25o,5 27o,5

Goût franchement ferrugineux non alcalin, ne modifie pas la couleur du vin.

St-Yorre. 1er août, 2h 1/2 soir. Source continue dans la vasque.	15o,4	1003 à 1004 bulles nombr. 1003,5 après départ de bulles.	15o,4 18o	738mm	29o,5

Goût acidulé; gaz plus abondant au robinet.

Source intermittente dans le réservoir, 2h.40 soir. Pendant le jaillissement au robinet.	15o,3 13o,3	1004 Bulles abondantes. Gaz abondant.	15o,3	Idem.	Idem.

Goût très-agréable et piquant, un peu ferrugineux.

SOURCE ET DATE.	TEMPÉRATURE NATURELLE	DENSITÉ.	TEMPÉRAT. POUR LA DENSITÉ.	BAROMÈT.	TEMPÉRAT. DE L'AIR.
Larbaud, intermittente. Pendant le jaillissement au robinet 2h 45 soir.	19º,4	Très-peu de gaz, pas de bulles 1035	19º,4	737mm	29º,6

Goût salé sans piquant, peu agréable. — Abondantes efflorescences de carbonate de soude autour de la vasque et sur les murs qui l'entourent.

3h 1/4				Vichy. 738mm	28º,6
5h 1/4				Idem. 740mm	26º,3

Lardy 26 juillet 7h matin.	21º	1004,5 quelques bulles de gaz.	21º	736mm,5	20º,8

Goût piquant et ferrugineux, un peu styptique.

9

MODE D'ACTION, THÉORIES.

L'hydrologie minérale est loin de répondre d'une manière satisfaisante aux problèmes que posent, à son endroit, des esprits rigoureux. Une prétention irréfléchie est d'accorder une valeur scientifique aux interprétations que l'on a données de l'action des alcalins ; si quelques-unes ont semblé fournir carrière, aucune n'a résisté au contrôle sérieux de la critique.

C'est qu'il faut le reconnaître, les modifications thérapeutiques ne se dirigent pas mieux que les phénomènes trophiques d'après nos conceptions. On ne fait pas absorber, à volonté, des quantités de potasse, de soude, de chaux, en proportion calculée pour former des combinaisons avec nos humeurs, nos tissus.

De même pour les aliments ; on n'est point nourri par ce qu'on mange, mais par ce qu'on digère.

Théoriquement, nous raisonnons très-bien quand il s'agit de chimie non appliquée à l'être vivant. Mais en réglant d'avance les combinaisons que nous savons devoir se produire au contact de substances définies, nous risquerons fort de ne pas réussir l'expérience démonstrative si nous transportons les phénomènes dans un milieu organique.

Une conception bien simple dans l'ordre chimique était la dissolution des calculs vésicaux. L'abord aux agents était facile, une injection mettait en rapport immédiat la concrétion et son dissolvant. Eh bien, quels encouragements, quels résultats ont eus ces tentatives? Avant de chercher à dissoudre son calcul, préparez votre patient, disait Chaussier, en lui donnant une vessie en porcelaine.

Empruntons au rapport de l'Académie des sciences sur le mémoire de M. Bouquet (*Études chimiques des eaux minérales et thermales de Vichy*, etc.), les appréciations suivantes :

« Comment justifier les propriétés spéciales des différentes sources, malgré leur teneur presque égale en bicarbonate de soude, si c'est là essentiellement leur principe actif? Faudra-t-il, parce que ce sel domine partout, en faire l'agent médicinal par excellence? Comment fixer la part que chacun des éléments de cette association complexe prend à l'effet général, ne fût-ce que comme véhicule éliminateur? Ces questions, la chimie peut les poser, mais elle n'a pas encore appris à les résoudre; elle s'arrête jusqu'à présent devant les mystères de l'organisme et ne s'arroge pas, comme on l'a fait très-souvent, le droit d'y supposer sans preuves les réactions ordinaires du laboratoire. »

En effet, nous imaginons les actes de présence, de contact quand nous ne disposons pas de ce premier fait. La muqueuse s'interpose comme un écran; elle n'est ni si docile, ni si consentante ; elle refuse ou modifie l'absorption selon sa disposition sensorielle. Vous faites boire de grandes quantités d'eau alcaline; comment admettre que l'absorption en soit aussi simple, aussi régulière que le prescrit votre ordonnance? l'organisme serait donc désarmé devant nos théories, nos systèmes variables et défectueux comme toute conception humaine. S'il n'a pas l'instinct de choisir son remède, au moins garde-t-il la ressource de se défendre; ses émonctoires, poumons, reins, peau, intestins, sauront le préserver et le débarrasser des surcharges qu'on lui impose.

Dire que la neutralisation des urines avec l'eau de Vichy, que l'alcalisation d'une sécrétion normalement acide est un fait logique d'absorption, est au moins spécieux.

Il conviendrait de s'entendre sur le rôle de la circulation. Les recherches physiologiques nous apprennent qu'il faut distinguer deux sortes de circulation :

1° L'une générale, pourvue de son système anato-mique distinct, trouvant les conditions de son mouvement dans la contractilité spontanée du cœur, dans l'élasticité des artères et accessoirement dans les mouvements musculaires et respiratoires. Celle-là fonctionne sans interruption et parcourt son cercle en 25 ou 30 secondes ;

2° L'autre spéciale, capillaire, soumise à des intermittences, de même que les fonctions des organes dans lesquels elle s'accomplit. En quelque sorte indépendante du cœur et de la réaction des artères, elle a pour milieu anatomique les vaisseaux capillaires ; soumise aux influences nerveuses de double origine cérébro-spinales et splanchniques, elle s'approprie, à l'état physiologique de l'organe : tantôt ses conduits se resserrent dans les temps de repos, tantôt ils se dilatent pour fournir à la congestion active de la glande, le sang séjourne alors dans les cellules pour y subir les transmutations particulières à chaque organe, il y séjourne le temps souvent prolongé d'une ou plusieurs heures. L'alternative de systole, de diastole des capillaires sanguins est simultanée et se confond avec le fonctionnement de la glande. Le centre des deux circulations est commun, mais les circulations partielles peuvent

dilater ou rétrécir leurs orifices de communication avec
la circulation générale, partant être considérées comme
indépendantes.

Faisons l'application de ce mécanisme à un exemple :

Le foie, ainsi que toutes les glandes, présente des
intermittences de turgescence et de vacuité relative.

La veine porte, système afférent, reproduit tout à
fait la configuration artérielle. C'est la véritable artère
hépatique, ses terminaisons sont de deux ordres : 1° un
lascis vasculaire qui se répand dans le parenchyme
même du foie et va s'enlacer autour des capillaires de
la veine sus-hépatique ; 2° d'autres vaisseaux, au lieu
de se distribuer dans les cellules, dans le tissu propre
de l'organe, vont porter leur contenu dans les veines
sus-hépatiques et dans la veine cave elle-même.

Il en résulte que tout le sang qui traverse le foie ne
subit pas l'élaboration spéciale à cette glande, une partie passe pour rentrer dans la circulation générale.

C'est au moment de la digestion que la veine porte
se charge du sang qui remplit ses capillaires ; alors
seulement intervient l'action du grand sympathique pour
extraire la bile et le sucre.

Dans l'intervalle des digestions la circulation ne s'arrête pas dans le foie, mais elle ne fait que traverser cet
organe pour rejoindre la circulation générale.

Ainsi les capillaires parenchymateux remplissent un
double rôle ; tantôt ils concourent à la sécrétion, tantôt
à l'excrétion. Ces différents actes sont sous la direction
du système nerveux splanchnique pour la sécrétion,
cérébro-spinal pour l'excrétion.

Ce mécanisme physiologique permet donc à l'organisme de se laisser traverser par des solutions qu'il rejette au dehors sans les avoir utilisées.

Rappelons le cas des grands buveurs des Célestins, l'eau passait dans leurs reins comme un ruisseau. Devons-nous croire à leur absorption ? Sans doute les urines sont alcalisées, plus encore sursaturées ; mais votre papier réactif se teinte d'illusions ; vous le plongez dans de l'eau alcaline en excès dans l'urine et rejetée parce qu'elle était sans emploi dans l'économie.

Quel est donc l'obstacle à l'action directe des agents chimiques au dedans de nous ? C'est l'épiderme interne, l'épiderme des muqueuses ; c'est l'interposition des épithéliums, de leur mucus.

Cette protection des voies digestives contre toute pénétration dans le système sanguin par effraction est surtout démontrée à l'endroit des poisons, du curare, des venins, etc.

Le mode d'action des eaux alcalines prises en boissons ne peut donc s'expliquer par les théories chimiques; nous avons vu à quelles interprétations fantaisistes s'étaient livrés ceux qui avaient exercé leur imagination dans cette tâche.

Il est aussi vain de s'attacher aux hypothèses qui accorderaient un rôle capital aux divers principes iode, arsenic, etc, en solution dans l'eau, de même qu'à l'électricité. Reste donc l'observation clinique ; c'est elle qui seule peut nous guider jusqu'à ce que l'expérimentation soit venue résoudre le problème. Cette étude expérimentale nous devons la provoquer, essayer de l'appliquer comme un moyen de vérification des faits cliniquement recueillis. Assurément son emploi est difficile ; il ne s'agit pas d'un corps isolé comme un poi-

son, d'un alcaloïde comme la quinine, mais d'un médicament complexe ne renfermant pas moins de quinze
substances en solution. Combien d'autres difficultés
s'ajoutent encore. Le mode d'administration varie, en
boissons, en bains, en douches, les doses n'ont rien de
régulier ; d'autre part il est question d'un médicament
à longue portée, son action primitive et terminale ne se
passe pas sous les yeux du même observateur.

Cependant l'étude raisonnée, scientifique, de l'action
d'une eau minérale ne sera complète qu'avec des expériences tant à l'état physiologique que pathologique ;
elle devra envisager la solution minéralisée comme un
tout, opérer sur son ensemble, avoir pour réactif l'organisme sain ou malade. Elle enregistrera les actions
premières, les sensations, les modifications du système
nerveux, puis les actions sur le sang, enfin celles produites sur les sécrétions.

En attendant le résultat de ces recherches, mainte-
nons nous dans l'observation des modifications cliniques.
Il faut rendre justice à M. Durand-Fardel d'avoir per-
sévéré dans cet ordre d'idées. Contemporain des hypothèses contradictoires sur l'action des eaux alcalines,
il n'a pas souscrit à leurs erreurs ; aussi les indications
qu'il établit dans ses nombreux ouvrages restent marquées au coin de l'intelligence que tout clinicien ha-
bile sait approprier aux circonstances soumises à son
examen.

Nous avons signalé un fait expérimental, mais rien
de ce qui le précède n'est expliqué ; il ne s'explique
pas lui-même. Malgré ces lacunes il a sa valeur, puisqu'il sert à contrôler l'observation clinique. L'antécédent est l'emploi des boissons alcalines à l'état sain ou

à l'état de simple déviation physiologique, la conséquence est l'augmentation des globules rouges dans le
sang.

Envisagées au point de vue thérapeutique, les eaux
minérales ont pour objet les maladies chroniques. Les
moyens dont elles disposent n'ont d'autre but, d'autre
effet que de susciter dans l'organisme les efforts nécessaires pour raviver et faire aboutir l'évolution inache-
vée de ces formes morbides.

Leur point d'appui repose sur la nature médicatrice ;
dans l'ordre régulier, cette force suffit par elle-même
à résoudre la réparation, comme nous le voyons dans
les fièvres éruptives ou dans la consolidation des fractures. Faciliter les crises naturelles d'un exanthème
aigu, mettre en rapport les fragments osseux, constitue alors toute la médication. La force dont nous parlons
n'est point une ontologie, une archée, elle pourrait
s'appeler simplement fonctionnement physiologique.
Inhérente à l'individu, elle préside dans l'état embryonnaire à l'accroissement normal, à la conservation, à l'é-
quilibre des systèmes et des types, elle se poursuit à
travers les âges, elle a son déclin dans la vieillesse,
mais ne cesse d'agir qu'avec la mort. Comme toute manifestation physiologique elle est sujette à des déviations, à des écarts ; ces lacunes plus ou moins grandes
expriment l'état morbide.

Dans toutes les maladies chroniques le trouble de la
nutrition est une loi d'observation. Rétablir la digestion sera donc notre premier soin. En donnant des
boissons alcalines, par exemple, nous chercherons tout
d'abord à corriger les aberrations nerveuses, à
modifier le sang, les sécrétions ; ce point gagné, nous

verrons l'ordre se répandre dans tous les systèmes organiques et la réparation s'accomplir. La guérison s'établira, pourvu qu'une lésion histologique n'ait pas entraîné dejà la destruction d'un viscère essentiel à la vie.

Compris ainsi, le but de toute médication est d'aider, de fortifier l'état physiologique. « Dico eum, qui remedium ad hanc intentionem (digerandi) satisfaciendam, potentissimum invenire potuerit, longè meliora in sanandis morbis chronicis prœstare posse quàm ipse se posse existimaverit. (Sydenham — *Tractatus de podagrâ.*)

L'esprit ne saurait se soustraire au besoin d'interpréter un résultat thérapeutique.

S'il fallait expliquer l'action des eaux de Vichy, nous dirions :

Elles ont pour effet de ranimer, dans les maladies chroniques, les stagnations, les débilités nutritives. Le mécanisme probable est la stimulation de l'activité circulatoire; ce point à démontrer expérimentalement entraînera l'étude de l'excitation nerveuse, reflexe ; l'acide carbonique intervient vraisemblablement dans ces premières impressions, puis la substance minérale en pénétrant dans le sang par la veine porte, traverse le foie où elle provoque des modifications dans le travail cellulaire hépatique, les sécrétions sont influencées, plus loin les excrétions traduisent leur changement.

L'évolution trophique se trouve relevée, le sang réparé, enrichi, dans ses globules rouges. Les actes physico-chimiques qui concourent à ce résultat sont encore trop hypothétiques pour que nous tenions compte de leur interprétation. Par contre, ce même mé-

canisme s'exerçant dans le cas des maladies organiques, l'activité circulatoire donne une impulsion plus
grande au fonctionnement morbide ; les lésions histologiques sont accélérées dans leur marche, le sang, altéré
dans sa composition, perd des hématies, les proportions
augmentées de la sérosité déterminent des hydropisies, l'organisme est rapidement entraîné de l'anémie
à la cachexie ultime.

CHAPITRE IV.

Des contre-indications de Vichy. — Contre-indications tirées de l'état
du malade. — De la nature de la maladie. — Excitation ou fièvre
thermale.

Une étude consciencieuse à faire, un chapitre utile à
écrire serait assurément celui des contre-indications
de Vichy. Les vertus de ses eaux ont été trop procla-
mées, l'habitude de recourir à cette médication dans
toutes les circonstances morbides a causé trop de mé-
comptes pour que l'opinion ne se mette pas en garde
contre la tendance à généraliser son emploi. Puissante
pour guérir, elle ne l'est pas moins pour nuire ; il faut
donc bien préciser son application.

On se fera difficilement une idée du mal que l'on fait
à de pauvres malades en les envoyant à des eaux minérales qu'ils ne pourront pas prendre, soit qu'ils n'aient
pas la force de les supporter, soit que le traitement soit
reconnu contraire à la lésion qu'on avait en vue de
guérir. L'alternative est cruelle ; refuser, c'est jeter le
désespoir dans l'âme du patient plein d'illusions, de
confiance dans un moyen qui lui semblait merveilleux ;
consentir à le traiter, c'est courir le risque de voir la
maladie s'aggraver rapidement au point de rendre im-
possible le retour au foyer de la famille.

Nous gardons le souvenir de la mort d'un architecte

illustre, L..., emporté peu d'instants après son arrivée
à Vichy.

Atteint d'une affection organique du foie, M. L. avait épuisé
de bonne heure vers l'âge de 42 ans les forces qu'il dépensait
au travail. Lorsque le dépérissement nutritif s'était déclaré, le
malade avait suspendu sa vie professionnelle pour se soumettre
à l'entraînement physiologique qu'on lui avait conseillé.

Sous l'influence de cette excitation, les symptômes hépatiques gagnèrent en intensité. Vichy fut indiqué ; M. L... eut
grande hâte de s'y rendre. Malgré une fièvre continue, une
prostration extrême, le voyage fut entrepris dans des conditions déplorables, il ne put s'effectuer d'une seule traite. Vainement un médecin ami de la famille s'était-il opposé à cette
médication inopportune en voyant le malade à son départ de
Paris ; la première consultation prévalut ; la route fut une
véritable torture nécessitant des applications permanentes de
glace pour combattre les syncopes. A peine arrivé à sa desti-
nation, M. L..., étendu sur son lit exprimait le soulagement de
se sentir reposé de ses souffrances lorsqu'une hémorrhagie
intestinale foudroyante vient terminer son existence.

Le médecin qui envoie ses malades suivre une cure
thermale aurait besoin d'être renseigné non sur les indications générales, celles-là lui sont familières, mais
sur les indications spéciales en rapport avec chaque
cas pathologique qu'il est téméraire d'engager dans le
traitement.

Cet exposé des contre-indications est rendu difficile
par l'ensemble des connaissances, par le grand discernement dans l'observation qu'il exige de la part de son
écrivain.

En remplissant cette lacune, Prunelle aurait donné
beaucoup d'autorité à ses affirmations ; elles auraient
eu pour sanction une longue carrière pendant laquelle

s'était révélée la justesse de nombreux aperçus cliniques.

Il ne nous a rien transmis. Il nous reste le souvenir du violent débat qui s'était élevé à propos de la goutte avec Petit. C'était contre l'abus de son traitement univoque à Vichy que protesta Prunelle. Quelques consultations éparses chez des confrères permettent encore de reconnaître la sagacité de ce praticien judicieux.

Une entr'autres : Il s'agissait d'un goutteux auquel Vichy avait été prescrit. Soucieux de se soumettre à une direction pendant sa saison thermale, il s'adresse à Prunelle.

Celui-ci étudie, analyse l'état morbide et formule son avis dans un *veto* de toucher aux sources alcalines. L'antagonisme était trop connu de tous, la porte de Petit trop voisine pour que le patient n'interjetât pas appel. Il se rapprochait ainsi de tout encouragement à neutraliser ses humeurs acides et le voilà bien dûment autorisé à boire sans réserve. Tout alla pour le mieux, le bien-être suivit. On aime toujours donner une leçon, surtout à un professeur. Au départ, notre buveur va revoir Prunelle :

— Eh bien, docteur, voici le malade auquel vous aviez interdit la médication de Vichy, il l'a suivie, malgré votre défense et je vous le déclare, il a tout lieu de s'en féliciter ; je ne me suis jamais aussi bien porté. Que faudra-il dire à mon médecin ? — Je lui écrirai. Retrouvant à l'emploi des eaux les mêmes contre-indications qui l'avaient guidé lors de l'arrivée, Prunelle signale à son confrère :

M. *** a pris les eaux de Vichy contrairement à mes conseils ; il en éprouve grand soulagement actuel, sur-

veillez, prenez garde, avant trois mois, il peut survenir des accidents mortels. Deux mois après le pronostic
se confirmait. Le cas était celui d'une goutte anomale
qu'un traitement perturbateur devait entraîner vers une
issue funeste en transposant comme on l'observe quel-
quefois les lésions sur les viscères essentiels.

Essayons de donner un aperçu des contre-indications
de Vichy.

Nous distinguerons :

1° Les contre-indications tirées de l'état du malade ;

2° Celles relatives à la nature de la maladie.

1° *État du malade.* — Nous entendons par ces mots
l'état pyrétique ou apyrétique, la période de crise ou
d'accès subaigus qui vient compliquer une maladie
chronique quelconque. La durée qui dénomme les maladies chroniques n'est pas leur caractère le plus essentiel ; considérer ces affections comme une habitude
morbide tolérée par l'organisme sans grande complication réactionnelle n'exclut pas le réveil fébrile, la
poussée active de leurs symptômes ; leur marche propose donc à la thérapeutique des phases, des accidents
divers.

Les *pyrexies* ou pour mieux dire *l'état pyrétique* dans
les maladies ne se prête pas à l'application d'un traitement hydro-minéral. Quelle en est la raison ? C'est
que toute médication de cette nature est stimulante au
début ; soit qu'elle s'exerce au dehors par mécanisme
révulsif sur les téguments ou l'appareil musculaire.
soit qu'elle agisse au dedans au moyen des boissons,
toujours elle provoquera une excitation dans le cours
sanguin, partant une exaspération dans l'état aigu.

Il n'y a pas, à proprement dire, d'eau minérale séda-
tive à *priori*.

La démonstration expérimentale manque, mais le
fait est constaté cliniquement.

Le sujet affecté d'une maladie chronique est soumis
à des causes d'excitations multiples; le symptôme
presque constant du trouble des sécrétions suffit pour
entretenir l'anorexie, provoquer de l'insomnie, de
l'agitation nerveuse.

Le but des eaux minérales est de susciter d'abord
des efforts physiologiques qui corrigeront ces déviations
sécrétoires, mais la sédation du système nerveux, le
retour à l'équilibre normal ne seront que des résultats
secondaires, consécutifs.

La principale difficulté d'un traitement hydro-minéral indiqué consiste dans l'application à un cas donné
de cette stimulation médicatrice.

On comprend que la mesure doive être individualisée
et qu'en définitive le vrai réactif à notre disposition
soit le sujet lui-même avec ses attributs de sensibilité,
de réaction personnelle.

Ainsi procède la clinique : une indication générale
lui est fournie par la sémeiologie, une autre plus spéciale lui vient du malade, la considération de ces deux
éléments doit être simultanée; il faut faire marcher parallèlement cette double étude pendant la cure. Cette
méthode rationnelle des recherches par tâtonnement
a consacré l'emploi des doses progressives au début,
suivant la tolérance et le bien-être du malade.

Nous ne devons pas nous méprendre à cette appa-
rente contradiction; l'usage des eaux minérales doit
être suspendu, dans l'état pyrétique spontané des

maladies chroniques, et cependant leur but est de stimuler plus activement les évolutions inachevées de ces
mêmes maladies.

Expliquons-nous par un exemple :

La fièvre paludéenne se compose d'accès aigus, de
périodes de rémission, de santé relative. Or, il ne
viendra à l'idée de personne de traiter l'accès actuel par
des bains ou des boissons alcalines. Mais guérir l'accès
n'est pas guérir la fièvre ; l'intoxication produit et entretient des lésions viscérales, ce sont ces congestions
passives de la rate, du foie qui constituent l'élément
chronique, le seul qu'on puisse modifier par une médication hydro-minérale.

Nous n'ignorons pas que l'hydrothérapie accepte
sous sa douche le paroxisme même du frisson, mais le
mode d'action diffère ; il se rapproche de la méthode
de Brand dans le traitement de la dothinentérie. Le
but est de déterminer un antagonisme entre les températures externe et interne, et de réduire la fièvre en
absorbant le calorique croissant sous l'appel congestif
des glandes sanguines.

Par rapport à l'état du malade, Vichy sera contre-
indiqué dans la période aiguë, pyrétique de toutes les
maladies quelle qu'en soit la cause ; toutes les fois qu'il
se manifestera une fièvre intercurrente, exanthéma-
tique érysipélateuse, nerveuse, catarrhale, etc., dans la
période de phlogose des diathèses, pendant les accès
de goutte, les coliques hépatiques ou néphrétiques, etc.

*Contre-indications relatives à la nature de la maladie
chronique.*

Nous analyserons les affections suivant leur siége

dans l'une des trois cavités splanchniques, puis suivant leur cause dans les maladies généralisées, à lésions multiples.

1° Les maladies des centres nerveux encéphalique ou rachidien ne doivent pas être traitées à Vichy. Soit que l'acide carbonique libre provoque des phénomènes congestifs, soit que l'excitation sanguine dépende d'autres éléments constituants de l'eau minérale, il est d'observation que les tentatives de la médication alcaline sont dangereuses et presque toujours nuisibles.

Toute altération pathologique procède de l'appel fluxionnaire sur un point nerveusement lésé ; il est donc facile de comprendre que la moindre secousse nerveuse retentissant sur un point malade du cerveau ou de la moelle, détermine un brusque afflux sanguin dans cette région.

Nous éliminerons même à l'état chronique le ramollissement cérébral et rachidien avec son cortége des paralysies, toutes les dyscrasies nerveuses avancées, le marasme sénile, les paraplégies reconnaissant pour cause l'épuisement nerveux, les maladies mentales, l'épilepsie.

2° *Les maladies du système circulatoire.* La facile excitabilité du cours sanguin se rencontre dans un grand nombre de maladies chroniques et peut occasionner des congestions, des hémorrhagies interstitielles. Il faut craindre d'exposer à la stimulation hydro-minérale les anévrismes vrais ou faux, les lésions artérielles athéromateuses, la sclérose des gros vaisseaux.

L'âge avancé apporte des modifications dans la texture des artères ; les plaques cartilagineuses, l'ossifica-

10

tion rendent les tuniques friables ; c'est un motif de sérieuse attention que de reconnaître cette contre-indication. Pour peu que vous provoquiez chez un vieillard dans ces conditions anatomiques des appels congestifs autour du point lésé, vous risquerez une déchirure et un épanchement.

Cet accident s'est produit sous nos yeux d'une façon saisissante :

M. P...., habitant une ville du midi de la France accompagnait depuis deux saisons sa femme à Vichy. A l'âge de 70 ans, il avait conservé les attributs d'une robuste complexion et d'une bonne santé. Assez sage pour ne pas boire aux sources sans raison, il était pour partir à la fin de la seconde cure que suivait Madame. La veille du départ projeté, il but vers 4 heures après-midi un verre aux Célestins; c'était en juillet, le temps était très-chaud. L'effet immédiat fut une sensation de pesanteur vers la tête avec éblouissement, vertiges bientôt suivis d'une résolution complète des forces et d'algidité cholériforme. Le retour aux fonctions normales fut long, difficile, pourtant, après huit jours, l'ordre était á peu près rétabli. En écartant les signes d'un épanchement sanguin intra-cérébral, nous étions convaincus n'avoir eu affaire qu'à une violente congestion, mais l'état flexueux, ossifié des radiales nous avait frappé et nous faisait croire à une altération semblable généralisée. La prudence exigeait les plus grandes précautions; le convalescent ne sut pas se préserver d'un écart de régime qui lui fut imposé pour célébrer sa prétendue guérison ; ses habitudes antérieurement très-sobres ne lui permirent pas de supporter un verre de champagne; la rechute fut instantanée et cette fois l'épanchement se traduisit par le trismus, la distorsion de la bouche, l'hémiplégie. La mort survint cinq heures après le repas.

L'acide carbonique tenu en suspension dans les deux liquides dont l'ingestion à si petite dose avait provoqué les désordres, a été vraisemblablement la cause déterminante de la lésion cérébrale.

La disposition aux hémorrhagies actives, la métrorrhagie due soit à une menstruation trop abondante, soit à l'existence d'un miôme utérin doivent être surveillées avec grande attention dans l'administration d'un traitement de Vichy.

La grossesse n'est qu'une contre indication relative. Lorsque'cet état se renouvelle chez des sujets predisosés à l'avortement, il faut redouter les époques correspondantes à ces accidents surtout quand elles ont été rapprochées du début de l'imprégnation vers six semaines ou deux mois ou vers la fin de la gestation. Dans ces cas comme dans tous ceux où l'on observe une grande mobilité sanguine la stimulation thermale peut avoir un effet nuisible.

Parfois la grossesse se manifeste chez des femmes antérieurement affectées de lithiase biliaire ; on sait que l'état puerpéral, grossesse ou lactation, favorise le plus ordinairement le rappel des coliques hépatiques ; faut-il dans ces circonstances s'abstenir de la médication appropriée de Vichy ? Deux observations chez deux jeunes femmes ayant suivi précédemment plusieurs cures nous ont appris à confier sans crainte ces malades à l'usage des eaux alcalines, la facilité avec laquelle les boissons et les bains étaient supportés nous autorisent à compter dans ces cas sur une action à plus longue portée.

Les flux hémorrhoïdaires très-abondants produisent comme toute hémorrhagie soudaine une anémie primitive. Les sources alcalino-ferrées de Lardy, de Mesdames, corrigeront les suites immédiates de la déperdition sanguine. Quant à l'expression symptomatique de la congestion hémorrhoïdale il y a lieu de la rattacher à diverses maladies telles que la pléthore abdominale, l'arthritisme, la gêne de la circulation porte, les affections du foie. Or modifier la circulation hépatique dégager la stase sanguine dans les viscères abdominaux c'est contribuer indirectement à la guérison des hémorrhoïdes. Leur traitement se confond ainsi avec celui des affections qui leur ont donné naissance.

3° Les maladies consomptives telles que la phtisie tuberculeuse déclarée, même soupçonnée. Récemment (séance à l'académie de médecine 13 avril 1875). M. Pidoux s'élevait contre la tendance anticlinique à couper par le milieu la phtisie si semblable à elle-même dans sa nature pour en faire deux, savoir : la phtisie pulmonaire d'un côté et la tuberculose des poumons de l'autre. Rappelant ce paradoxe de M. de Niémeyer ; « ce qui peut arriver de plus fâcheux à un phtisique, c'est de devenir tuberculeux, il retournait la proposition disant: ce qui peut arriver de plus fâcheux à un tuberculeux c'est de devenir phtisique ; ce qu'il faut traduire ainsi : Il est très-dangereux pour des poumons affectés de granulations tuberculeuses plus ou moins lentes à évoluer, d'éprouver des mouvements inflammatoires à productions tuberculeuses caséiformes, qui sont beaucoup plus rapidement destructives que la granulation développée chroniquement dans le tissu conjonctif. »

La prudence exige donc de ne pas éveiller le processus inflammatoire autour des granulies.

4° Les suppurations de toute origine interne ou externe, les abcès profonds des viscères, abcès du foie, des calices ou des bassinets dans la gravelle rénale, abcès articulaires, suppurations ulcéreuses de l'estomac, de l'intestin, de l'utérus, etc.

5° *Les affections organiques*, le cancer de toute région, de toute variété, encéphaloïde, squirrheux, colloïde, la cirrhose, les sclérosés parenchymateuses.

Il est souvent difficile d'avoir la notion des lésions histologiques viscérales dans leur période prodromique; rien ne ressemble plus à une maladie organique que la dyspepsie à forme grave, dans ce dernier état morbide la répétition des actes congestifs sur les points douloureux développe des engorgements qui font croire à l'existence de tumeurs ; il est fréquent de voir les ganglions mésentériques hypertrophiés présenter ce caractère.

L'action des eaux alcalines est toute-puissante dans ces cas et la clinique a constaté la propriété résolutive de plusieurs stations thermales.

L'espoir d'obtenir la disparition régressive de toute induration organique dirige sur Vichy un grand nombre de lésions indéterminées.

Appliqué à des circonstances aussi différentes le traitement est loin d'avoir des résultats identiques, nous dirons plus, la modification en bien ou en mal fournira un critérium diagnostique pour la nature de l'affection.

S'il est indéniable que la médication par Vichy amène la résolution parfois rapide de certaines tumeurs, cette action ne peut s'exercer que sur des néoplasies d'un degré inférieur, sur des caillots fibrineux par exemple.

La médication du rhumatisme articulaire aigu par

les alcalins, méthode qui tend de plus en plus à se généraliser serait un argument à l'appui de cette manière de voir ; le coagulum fibrineux durant toute la phase pyrétique reste à l'état naissant, il se prêtera encore à la résorption de ses éléments ; plus tard l'athérôme passé à l'état chronique, à l'état de plaque ostéo cartilagineuse deviendra inattaquable.

Le cancer confirmé de n'importe quelle espèce détruit les tissus anatomiques et supprime par degré la fonction de l'organe qu'il a envahi ; les conséquences de cette altération se traduisent par l'anémie et la dénutrition. Dans la forme squirrheuse, la prolifération du tissu conjonctif étouffe la cellule dans sa forme encéphaloïde ou colloïde, les éléments organiques sont aussi résorbés.

Quel effet peut avoir dans ces cas, la médication de Vichy. Evidemment elle n'aura point la vertu de reconstituer la cellule atrophiée ou détruite, l'action primitive s'exercera en stimulant tous les systèmes, l'afflux sanguin activera les transmutations pathologiques finalement la marche du mal sera précipitée.

Si les eaux alcalines apportent un adoucissement à quelques-uns des symptômes douloureux du cancer, si les vomissements dans l'espèce gastrique sont atténués et suspendus au point de faire tolérer une légère dose d'aliments, il faut reconnaître que l'anémie aura progressé, qu'en définitive le résultat aura été nuisible.

Nous avons recueilli une observation dans laquelle l'aglobulie s'est montrée jusqu'à la fin de l'existence sans la complication des phénomènes ordinaires de l'ascite, de l'anasarque.

M. P. de C. vient suivre une cure à Vichy en 1862 pour tenter de guérir une affection gastrique spéciale. Les symptômes caractéristiques de la période ulcéreuse s'étaient manifestés à plusieurs reprises. Pendant le voyage les vomissements de marc de café s'étaient reproduits et le malade était dans un épuisement extrème. Il prit avec beaucoup de prudence quelques bains et l'eau de l'Hôpital, les contractures stomacales disparurent, l'amélioration ramena un peu de sommeil, il fut possible à l'aide de la glace de faire garder quelques aliments, l'illusion d'une légère réparation nutritive, le retour des forces engagea le malade à faire une seconde saison après un repos de deux mois, les progrès ne se soutinrent pas pendant la nouvelle cure qu'il fallut abréger, les vomituritions avaient du moins cessé et M. P. de C. put prolonger ses jours jusqu'au 6 juin de l'année suivante, sans éprouver des souffrances trop vives. L'anémie atteignit des proportions inusitées, la pâleur de la peau et des muqueuses avait le caractère de décoloration qu'on observe chez les sujets complètement exsangues.

La cirrhose ou sclérose interstitielle des acini du foie est une lésion difficile à déterminer vers le début. Son évolution ne suit pas une marche régulière.

Pour la commodité de son étude, et nullement guidés par l'observation clinique, les médecins partagent la maladie en deux phases successives ; une première congestive, coïnciderait avec l'hypertrophie de la glande hépatique et présenterait une durée variable, une seconde période regressive, atrophique correspondrait aux accidents ultimés d'ascite, d'anasarque survenus par suite de l'imperméabilité du foie à la circulation porte.

Les anatomo-pathologistes n'acceptent pas une interprétation phénoménale aussi simple. M. Wirchow, Frerichs signalent de nombreuses anomalies.

M. Hayem a cité deux observations de sclérose ou

cirrhose hypertrophique du foie dont la description complétée par l'examen histologique offre un grand intérêt. (Voyez *Archives de physiologie*, 1874.)

On rencontre souvent dit l'auteur, des malades qui présentent un engorgement considérable et chronique du foie, mais habituellement cette hypertrophie est secondaire et peut se rattacher à des causes connues ou déterminées telles que les ecchinocoques, la malaria, la leucocytémie, les maladies du cœur, etc., dans des cas beaucoup plus rares la tuméfaction du foie ne paraît se rapporter à aucune de ces causes morbides, elle naît d'une manière obscure sous des influences mal définies, persiste, s'accentue de plus en plus et finit par jeter le malade dans la cachexie, prélude d'une terminaison funeste.

Parmi ces états du foie encore mal étudiés il faut compter une lésion rare désignée sous le nom de cirrhose hypertrophique. Les deux cas sont analysés dans tous leurs détails cliniques, des planches reproduisent très-fidèlement les altérations du parenchyme hépatique, ce travail est à consulter, quant aux conclusions nous voyons que pendant la vie plusieurs hypothèses peuvent être mises en avant pour interpréter certains cas obscurs de la pathologie du foie, mais que l'autopsie seule peut faire connaitre la lésion.

Tout récemment M. V. Cornil a inséré dans le *journal des connaissances médicales* n° 15 *mai* 1875 une étude sur l'état des canaux biliaires dans la cirrhose du foie. Il résulte de ces recherches un fait qui nous semble devoir éclairer l'explication si défectueuse de l'ictère grave. Contrairement à ce qui s'observe dans la forme atrophique, les cirrhoses hypertrophiques

sont presque constamment accompagnées d'ictère intense qui donne lieu à des accidents aigus, à des hémorrhagies nasales, au délire terminal. Le mécanisme
de la suffusion bilieuse dépendrait de la néoformation
de canaux biliaires très-développés dans le tissu conjonctif qui abonde autour des ilots hépatiques atro-
phiés.

La pathogénie cirrhosique est encore pleine de lacunes ; une coïncidence clinique nous a donné l'occasion d'apporter une contribution à son étude. Nous
avions eu simultanément sous les yeux une série nombreuse de cirrhoses cachectiques reconnaissant pour
cause univoque l'abus des boissons spiritueuses et en
même temps un cas dans lequel après un usage excessif et prolongé de vin rouge il ne se révélait aucun
symptôme de l'atrophie du foie.

Les buveurs de la première série venus des régions
avoisinant le canton de Vaud en Suisse avaient consommé outre mesure de l'absinthe, du vin blanc sec,
du vermouth. Le malade adonné au vin rouge était un
grand Bourguignon avouant sans fanfaronnade boire
vingt-deux bouteilles par jour depuis quinze ans.

Ce qui le préoccupe c'est la perte de l'appétit, il
mange de moins en moins et les forces l'abandonnent ;
à part la turgescence rubiconde de sa face parsemée
de pustules, l'exploration organique ne découvre aucune lésion, les diamètres, la consistance du foie sont
approximativement ceux de l'état normal.

En obtenant la réduction de 8 à 6, puis à quatre
bouteilles par jour, nous voyons ce malade reprendre
peu à peu sa nutrition et finalement guérir, tandis que

les hydropiques par cachexie anémique succombent tous dans un délai plus ou moins court.

La différence des phénomènes cliniques en rapport avec la nature de la boisson nous avait frappé : il était intéressant de chercher expérimentalement la vérification des faits.

Nous choisissons pour sujets de nos expériences des poulets chez lesquels les modifications hépatiques sont très-sensibles ; joignons cet autre avantage que le poulet boit spontanément toute espèce de liquides, qu'il n'est pas besoin de les ingurgiter mécaniquement, en un mot qu'on opère dans des conditions tout à fait physiologiques.

D'autres animaux, les lapins, auxquels nous faisions absorber la boisson à l'aide d'une pipette, furent soumis au même régime comparatif.

Les liquides simultanément employés furent l'absinthe du commerce (80 0/0 d'alcool), le vin rouge de Beaune, un vin blanc sec de Fuissé, près Mâcon, et l'alcool.

Nous avons eu plusieurs séries d'analyses. Commencées le 17 décembre 1868, les expériences se sont poursuivies jusqu'au 20 septembre 1870.

La dernière catégorie de poulets traitée jusqu'à épuisement a supporté onze mois l'usage des diverses liqueurs. L'action ainsi obtenue était bien une action chronique, celle qu'il importait de reproduire pour se rapprocher des habitudes de l'ivresse progressive.

Les physiologistes ont prêté une grande attention à un résultat de ces expériences qui consistait dans l'accroissement hypertrophique des crêtes chez les poulets soumis au vin rouge ou blanc ; cet incident était secondaire pour nous, les altérations spéciales du foie était notre principal objectif.

Laissons de côté la description des phénomènes observés pendant la vie. (Elle est consignée dans une *Communication faite à l'Institut par Claude Bernard, mai* 1872; *dans les comptes rendus du Congrès de Lyon, septembre* 1872.)

L'examen anatomique fait en commun avec le Dʳ Léon Trépier peut se résumer ainsi : l'usage prolongé de l'absinthe, du vin rouge, du vin blanc, de l'alcool, produisent chez les poulets, les lapins des lésions hépatiques qui se caractérisent de la manière suivante :

Absinthe : *hépatite interstitielle* (*cirrhose*).

Vin rouge : foie gras, infiltration graisseuse (*Frerichs*).

Vin blanc : *hypérémie du foie, foie muscade.*

Alcool : hypérémie prodromique de la sclérose.

La production des néoplasies conjonctives sous l'influence chronique de l'absinthe avait été affirmée sous réserves après nos premières analyses; des expériences ultérieures instituées comme vérification de ce résultat permettent de l'établir d'une manière certaine.

6° *Affections des voies urinaires.*

Calculs vésicaux. L'indication première chez tout malade qui présente les signes rationnels, les signes de présomption d'une pierre dans la vessie est de s'assurer de son existence; si la sonde fait percevoir le choc caractéristique d'un corps minéral, il n'y a pas à hésiter, l'extraction doit être pratiquée sans délai.

Écoutons les préceptes développés dans ses leçons cliniques par sir Henry Thompson :

« Le seul moyen de traiter victorieusement la pierre consiste à l'attaquer lorsqu'elle est encore petite ; et comme dans ces conditions le succès est certain, ainsi que je pense l'avoir péremptoirement établi, il s'ensuit que le diagnostic de la présence et des dimensions d'une pierre dans la vessie est d'une importance capitale pour le traitement des affections calculeuses. » Page 382.

L'intérêt qui s'attache à la découverte précoce d'un gravier est si grand que, suivant le professeur de Londres, pour le bien des calculeux et pour l'avenir de la lithotritie, il préférerait d'habiles diagnosticiens à d'experts opérateurs s'il ne pouvait avoir les deux.

Doit-on confier la recherche des calculs dans le réservoir urinaire à tout médecin que l'occasion met en mesure de procéder à un examen avec la sonde ou le cathéter ?

Il n'est pas conforme, dit Thompson, aux conventions professionnelles que nos confrères les médecins se servent de ces instruments, mais l'usage ne leur en est pas défendu : je parle de l'usage dans un but diagnostique, non dans un but opératoire.

Il ne souscrit pas à cette anomalie qui réclamerait deux hommes distincts pour diagnostiquer les cas de maladie urinaire : un pour l'analyse extérieure et les symptômes, un autre pour l'exploration interne. Il faut donc apprendre à découvrir les calculs au début de leur formation et ne pas soumettre à l'usage des eaux alcalines le sujet soupçonné d'avoir une concrétion vésicale. Le moindre inconvénient serait de nourrir sa surface, et l'on observe ordinairement sur les graviers rendus après l'emploi prolongé des eaux de Vichy une légère buée cristalline.

Un calcul reconnu, est-il convenable de le broyer, de l'extraire pendant le traitement hydro-minéral ?

Cette étude clinique a longtemps été proposée à notre observation. Des spécialistes en renom, M. Raoul Leroy d'Étiolles, M. Guillon père, ont pratiqué leur art de longues saisons à Vichy; les pierres se révélaient fréquemment à leur sonde ; aussitôt découvertes, l'opération était proposée et le plus souvent acceptée par les malades. Nous n'avons pas constaté de bons résultats de cette méthode. Lorsque le patient était entré déjà depuis quelques jours dans le traitement thermal, il y avait lieu de surseoir à la lithotritie ; l'irritabilité nerveuse, l'excitation sanguine provoquées par les bains et les boissons rendaient l'opéré plus impressionnable et faisaient s'allumer la fièvre uréthrale ; le catarrhe aigu se déclarait aussi plus intense qu'il ne se montre dans les conditions ordinaires.

Le caractère de suracidité des urines est, selon sir Thompson, l'expression d'un état morbide général; l'alcalinité urinaire serait en rapport avec toutes les lésions locales de la vessie. Éliminons du traitement la dernière forme de maladies pour signaler une remarque dans la gravelle urique spécialement traitée à Vichy.

Quand un graveleux dont les urines sont très-acides et chargées d'acide urique libre a pris quelque temps les boissons chaudes ou froides, le précipité rouge disparaît, ce n'est qu'un changement d'état chimique, il se convertit en un autre sel plus soluble, le biurate de soude, qui a l'apparence d'une poussière de marbre.. Mais cette transmutation est transitoire ; il est bon de prévenir le malade qu'après la cessation des boissons le dépôt briqueté reviendra.

Certains faits peu décrits méritent de fixer l'attention.

La gravelle disparaît parfois plusieurs années chez des sujets qui en ont fourni précédemment les signes. Cette rémission entretient une fausse sécurité, elle ne doit pas dispenser d'explorer la vessie surtout quand il y a dysurie, infirmité fréquente de l'âge avancé. Un gravier formé dans le rein est entraîné dans la vessie par le mécanisme des coliques néphrétiques ; le plus ordinairement il séjourne peu de temps dans le réservoir urinaire avant d'être rejeté au-dehors, l'intervalle sera un, trois jours, exceptionnellement davantage. Examiné, dans ces conditions le calcul présente un aspect érodé, rugueux, sa forme est irrégulière, tandis que la surface d'une concrétion longtemps retenue dans la vessie est polie, arrondie. Ces caractères physiques expriment les différences de siége, d'origine des calculs évacués.

La crainte du sondage est si répandue, que beaucoup de malades se refusent opiniàtrement à cette investigation. Pratiquée en temps opportun elle aurait les plus grands avantages pour instituer le traitement, mais, il faut bien le reconnaître, si les pierres sont rarement diagnostiquées à leur début, comme l'a constaté sir H. Thompson, cela dépend surtout de l'effroi causé par la sonde.

Citons une observation à l'appui.

M. F., âgé de 68 ans, résidant à Marseille, a été affecté de gravelle urique, depuis longues années ; il n'y avait pas eu de coliques néphrétiques déclarées, mais dans la région rénale droite persistait un point douloureux et les urines avaient présenté de fréquents dépôts ou sédiments rougeâtres.

Envoyé à Vichy suivre une cure thermale, le 1er août 1866, nous questionnons le malade sur la manière dont se fait la miction. L'ensemble de ses réponses nous révèle tous les signes de présomption d'un calcul vésical. Un seul contrôle, celui de la sonde, est nécessaire. Nous nous heurtons à l'impossibilité de nous éclairer par une exploration. Pressé de s'adresser à nos confrères spécialistes, M. F. ne veut pas y consentir pas plus qu'il n'a voulu subir à Marseille l'examen chirurgical du Dr Bernard, dans l'intimité duquel il vit tous les jours. Livré à sa direction personnelle il prend les eaux avec modération et n'éprouve aucun malaise. Retour l'année suivante ; même résistance à compléter le diagnostic. Après l'usage des bains et des boissons pendant 20 jours survint une rétention d'urine.

Dix heures se sont écoulées depuis l'accident ; nous sommes appelé et nous cherchons en vain à pénétrer dans la vessie, on sent manifestement un gravier engagé dans le col. Le Dr Guillon cherche sans succès à franchir l'obstacle avec toutes les ressources ingénieuses de son arsenal. La vessie distendue est très-douloureuse, la ponction suspubienne est pratiquée par le Dr Jardet. Dès le lendemain, le calcul est refoulé dans la vessie à l'aide d'une sonde ; le cours des urines est rétabli par les voies naturelles, la cicatrisation de la plaie marche rapidement. Une semaine suffit à la guérison locale, mais à ce moment se déclare un catarrhe pulmonaire aigu qui fait succomber le malade. Nous obtenons l'autorisation de faire l'autopsie, à laquelle sont conviés plusieurs de nos confrères.

La muqueuse vésicale est ardoisée, dans le trigone font saillie des colonnes musculeuses hypertrophiées et nous recueillons environ 72 graviers arrondis, offrant tous la grosseur d'un pois à surface lisse, polie ; dans le bas-fond, un peu de sable urique reste disséminé. Le lobe prostatique moyen est tuméfié.

Ce cas témoigne que la vessie a supporté sans réaction trop vive une accumulation de sédiments, probablement des granulations déjà formées et descendues du rein ; puis le contact et la collision de ces petites pierres ont détruit leurs aspérités, condensé et poli leur structure.

Une autre observation présente plus d'un rapprochement avec la précédente.

M. de G., ancien magistrat, avancé en âge, a souffert autrefois de violentes coliques néphrétiques suivies d'évacuations de petits calculs. Astreint depuis huit ans à un régime frugal très-sévère, il n'a plus aperçu trace de sable rouge. Pourtant la miction est devenue très-difficile. La vessie ne se vide qu'imparfaitement, il y a même par intervalle des rétentions d'urine. M. de G. vient à Vichy en 1870. Le souvenir de ce que nous avions observé quelques années auparavant nous fait soupçonner des lésions analogues chez ce malade. Nous l'engageons à recourir à la chirurgie. Proposition inutile. Il dépense une énergie surhumaine à suivre malgré ses souffrances un traitement thermal de bains, de boissons, de douches sur la région rachidienne. Notons la complication d'une paraplégie attribuée à une myélite chronique et dont l'explication avait bien mieux sa raison dans les sympathies réflexes de la vessie avec la moelle, comme M. Leroy d'Etiolles fils en a cité des exemples.

Le résultat de cette douloureuse médication fut, au dix-neuvième jour, le rejet de 14 graviers semblables à des grains de plomb n° 2. La démonstration ne parut pas suffisante pour réclamer l'intervention du cathéter et nous avons revu le malade traînant une existence pénible due à l'irritation incessante de calculs encore retenus dans la vessie.

Irritation ou fièvre thermale. — Nous appelons ainsi les réactions organiques qu'on observe lorsque l'eau minérale cesse d'etre tolérée. Elle sont caractérisées par l'inappétence des boissons alcalines, par leur répulsion nauséeuse, par la régurgitation persistante d'un goût salé, savonneux ou sulfhydrique suivant les sources. En même temps s'accusent des phénomènes réactionnels ; le trouble des fonctions digestives, des secrétions, l'enduit saburral de la langue, l'accélération du pouls, la chaleur de la peau, bref tous les signes de l'embarras gastrique fébrile.

L'apparition de ces malaises établit une contre-indication spontanée et limite la durée d'un traitement, mieux vaut que le malade s'arrête avant d'éprouver ces fatigues ; c'est ainsi que la clinique apprend à suspendre les boissons dès qu'elles ont une saveur salée, après une cure de 25 jours.

La fièvre thermale n'a pas d'étiologie régulière, le temps, la dose ont moins d'influence que les dispositions individuelles. Tel a pu supporter antérieurement des quantités assez fortes d'eau minérale, qui se montrera dans diverses conditions réfractaire à leur tolérance. Tel autre, malgré l'emploi des doses ascensionnelles progressives, ne pourra se mettre en rapport avec les alcalins.

Où trouver la raison de ces susceptibilités variabbls, contraires ?

La doctrine chimique interprète ces résistances par la *saturation*, mais comment démontrer cet acte secondaire, terminal? la *satiété* est bien plutôt le premier terme de cette évolution pathologique.

En agissant sur l'économie, nous sommes en présence d'un réactif spécial.

A l'état de santé, ce réactif a nom sensation, il in-

11

dividualise dans les milieux extérieurs, perçoit diversement.

A l'état pathologique, il se manifeste par la souffrance et ses suites reflexes, c'est-à-dire la fluxion sanguine dans les tissus lésés et les systèmes qui s'y rattachent sympathiquement.

Dans l'ordre thérapeutique l'organisme exprime sa réaction par la satiété, phénomène qui précède et doit empêcher la saturation.

Pour compléter l'étude d'un traitement hydrominéral, il conviendrait d'analyser son action secondaire. Lorsqu'une excitation organique cesse brusquement après avoir été maintenue 20 ou 25 jours, on conçoit qu'il se produise une réaction, que la tension nerveuse et vasculaire fléchisse. C'est dans cette période de laxum consécutif qu'on observe fréquemment le retour des coliques hépatiques ou néphrétiques, et, quand il n'y a pas de lésion secrétoire, la prostration des forces. Le résultat définitif apparaîtra seulement après un mois ou deux, temps pendant lequel s'équilibreront les oscillations compensatrices.

Insister sur les contre-indications d'une cure à faire aux eaux minérales, c'est aller au devant de la proscription encourue par cette médication spéciale. Certains esprits, témoins de nombreux désastres après l'emploi mal indiqué de Vichy, tendraient à penser que les eaux alcalines sont d'une application dangereuse, qu'elles ne s'adressent qu'à une phase restreinte des maladies chroniques, qu'il faut leur réserver un simple rôle d'auxiliaire dans la stimulation des derniers efforts vers la guérison.

RÉSUMÉ

Les eaux minérales constituent la thérapeutique spéciale des maladies chroniques.

Leur usage consacré par le temps s'est maintenu au travers de l'antagonisme des doctrines médicales.

Elles améliorent ou guérissent sinon plus sûrement, au moins plus simplement et plus vite que les autres méthodes médicamenteuses.

Quelques médecins ont prétendu expliquer leur action en faisant abstraction de leurs propriétés intrinsèques. On a dit que les résultats avantageux provenaient du changement de lieu, du changement dans la manière de vivre, de l'éloignement des soucis d'affaires, du retour à l'hygiène, du repos, de la distraction, etc. Faisons la plus large part à l'influence de ces modificateurs multiples, nous verrons rarement guérir les maladies chroniques à forme invétérée. Ces conditions ambiantes nouvelles sont sans doute utiles en créant un milieu favorable à la réparation, mais le plus souvent elles ne sauraient suffire; il est besoin d'atteindre plus avant, de pénétrer dans l'atmosphère sanguine pour corriger les sécrétions altérées pour provoquer les régressions morbides.

La médication hydro-minérale procède par synthèse; les moyens employés n'ont d'autre but, d'autre effet que de susciter dans l'économie les efforts nécessaires pour reprendre et faire aboutir l'évolution interrompue de la maladie chronique.

Elle opère sur un ensemble de systèmes anatomiques sur un réactif animé, sur l'organisme, doué de toutes ses propriétés virtuelles; en le sollicitant, elle met en exercice le dynamisme vivant qui dirige les actes physico-chimiques au sein de nos tissus, elle cherche en dernière analyse, à rétablir l'état physiologique dévié.

Les résultats proviennent si bien de cette excitation générale que les eaux sulfureuses ou salines fortes en stimulant les réactions intra-organiques par leur mode révulsif sur les téguments, mettent fréquemment en surface des coliques hépatiques ou néphrétiques qui étaient à l'état latent.

Pour les solutions alcalines prises plus spécialement en boissons, il y a lieu d'interpréter autrement leur action.

L'observation clinique recueille des symptômes, surprend les modifications dans l'ordre nerveux sanguin ou sécrétoire, constate les évolutions morbides, enregistre les résultats thérapeutiques, mais elle ignore les phénomèns intimes de la réparation.

Il convenait à la chimie de fournir une explication des changements apportés par les eaux alcalines dans la constitution du sang. Cette science se crut en droit d'affirmer l'altération hématologique, soit que la lésion primitive portât sur un des éléments plasmiques, la fibrine, soit qu'elle s'exerçât directement sur les globules rouges. L'anémie alcaline fut ainsi professée.

L'étude attentive des causes d'erreur devait infirmer les déductions chimiques appliquées aux eaux de Vichy. En effet, la clinique n'acceptait point sans distinction des cas l'influence hydrémique ; d'autre part admettre l'identité des combinaisons alcalines, avec le sang clos dans ses vaisseaux comme avec ce liquide extrait de leurs parois était peu physiologique ; négliger le rôle des principes constituants autres que le bicarbonate de soude, laissait subsister aussi d'importantes lacunes dans la solution du problème.

Les tentatives d'expériences sur l'effet des alcalins chez l'homme, n'apportaient que des preuves conjecturales à l'anémie alcaline dès qu'elles ne l'établissaient pas sur un fait de numération comparée des globules ; M. Malassez condamne toute induction de la couleur comme aussi illogique que celle tirée du poids des globules pour caractériser l'anémie.

L'anémie alcaline doit être considérée comme un accident deutéropathique.

L'altération sanguine consécutive à l'emploi des eaux de Vichy ne pourrait retentir que sur les hématies ou sur le plasma. La solidarité qui existe entre ces divers principes constituants, s'oppose à la lésion indépendante, isolée de l'un ou l'autre des éléments, aussi l'altération des globules rouges qui se manifeste dans toutes les formes d'anémie, devient-elle un symptôme caractéristique et facile à constater dans ces affections. Toutefois la connaissance précise des modifications du sang échappe à la clinique et aux analyses chimiques dont elle dispose.

« L'observation représente dans toutes les sciences le premier degré de l'investigation scientifique, mais en médecine, en physiologie, l'observation, dit Claude Bernard, est insuffisante à nous fournir l'explication des phénomènes. Elle nous laisserait dans l'ignorance ou livrés aux hypothèses, à toutes sortes d'erreurs et privés des moyens de les faire disparaître si nous ne pouvions recourir aux expériences sur l'organisme vivant. »

Nous croyons avoir donné un exemple d'application de la méthode expérimentale à l'étude de l'action des eaux de Vichy. Nous avons insisté sur l'importance de cette méthode de recherches et montré qu'elle est seule capable d'éclairer la question de l'anémie alcaline. L'observation clinique a été notre point de départ, nous avouerons que nous sommes arrivé en 1856 à Vichy avec l'esprit prévenu ; nous étions persuadé que nous rencontrerions tout d'abord l'anémie alcaline dont Trousseau avait si souvent parlé, vainement nous avons cherché sa manifestation évidente ; nous voyions bien certains cas dans lesquels se déclaraient pendant la cure les signes indéniables de l'anémie, l'hydrémie et ses conséquences ultimes, l'ascite, l'anasarque, etc. Mais nous ne pouvions imputer cet effet au traitement seul, toujours ces désordres coïncidaient avec des altérations histologiques, interstitielles, avec des maladies organiques ; il fallait donc prendre garde d'attribuer le résultat à l'emploi des alcalins. Sans doute, ils avaient joué le rôle d'excitants du processus morbide, à ce titre, ils étaient contre-indiqués soit, mais ils n'avaient pu créer directement la lésion sanguine ; et si nous admettions leur influence comme cause stimulante de l'anémie, nous ne devions pas la considérer comme cause pathogénique efficiente.

Nos expériences n'expliquent rien des actes interposés, elles mettent simplement en regard du fait de l'ingestion des eaux de Vichy le résultat final, savoir :

Augmentation des globules rouges et tendance à l'élévation du poids, de la température.

Entre ces deux termes, toutes les interprétations peuvent se donner carrière, mais elles ne sauraient détruire un fait expérimental qui se produit à l'état physiologique et dans les maladies chroniques par simple déviation fonctionnelle.

Dans les cas de lésion interstitielle, les eaux alcalines entrainent vers l'anémie en développant l'évolution morbide.

En résumé, on peut concilier les faits en apparence contradictoires de l'observation clinique et conserver aux eaux de Vichy leur action univoque.

D'une part, elles activent le fonctionnement physiologique, favorisent les phénomènes trophiques, de l'autre elles stimulent le processus pathologique préexistant, et concourent à précipiter les lésions sanguines.

FIN.

TABLE DES MATIÈRES

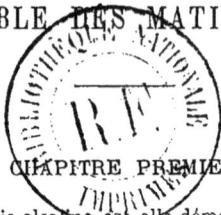

Clichy. — Impr. Paul Dupont, 12, rue du Bac-d'Asnières. (652, 7-5.)

A LA MÊME LIBRAIRIE

Leçons cliniques sur les principes et la pratique de la médecine, par M. JOHN-HUGUES BENNETT, professeur de physiologie, d'histologie et de clinique médicale à l'Université d'Edimbourg. Edition française revue et considérablement augmentée par l'auteur. Traduite sur la 5e Edition anglaise et annotée par M. le Dr P. LEBRUN, 2 volumes grand in-8, avec 587 figures dans le texte. . . . . 25 fr.

Traité des maladies des reins et des altérations pathologiques de l'urine, par M. le Dr LECORCHÉ, médecin des hôpitaux, etc. 1 volume in-8 de 840 pages . . . . 12 fr.

Leçons cliniques sur les maladies des voies urinaires, professées à l'University College Hospital de Londres, par M. le professeur HENRY TOMPSON ; traduites, annotées et augmentées d'une *Introduction anatomique*, par MM. les Drs JUDE HUE et F. GIGNOUX, 1 volume grand in-8, avec 40 figures dans le texte . . . . 10 fr.

De l'emploi du bromure de potassium dans les maladies nerveuses, par M. le Dr AUGUSTE VOISIN, médecin de la Salpêtrière. Mémoire couronné par l'Académie de médecine, 1 volume in-4o de 260 pages, avec une planche en couleur. . . . . 8 fr.

Influence de la pression de l'air sur la vie de l'homme, climats d'altitude et climats de montagne, par M. le Dr JOURDANET, 2 beaux volumes grand in-8 jésus, avec 8 cartes géographiques en couleur, 37 belles vignettes hors texte et 3 chromo-lithographies . . . . 30 fr.

La nature, revue des sciences et de leurs applications aux arts et à l'industrie. *Journal hebdomadaire illustré*. Rédacteur en chef : M. GASTON TISSANDIER. — La *Nature* paraît tous les samedis par livraisons de 16 pages grand in-8o jésus, avec de belles gravures dans le texte ; le tout protégé par une couverture. — Chaque année de la publication formera 2 beaux volumes grand in-8o richement illustrés, de 416 pages chacun. — Prix de l'abonnement annuel servi par la poste : Paris, 20 francs ; département et étranger, 30 francs. — Prix du numéro, 50 c.

COLLECTION IN-18 DIAMANT CARTONNÉE A L'ANGLAISE

Manuel d'ophthalmoscopie, diagnostic des maladies profondes de l'œil, par M. le docteur DAGUENET, avec figures dans le texte et une échelle typographique. . . . . 4 fr.

Les bandages et les appareils à fractures, par M. le docteur GUILLEMIN, avec 150 figures dans le texte. . . . . 6 fr.

Résumé d'anatomie appliquée, par M. le docteur PAULET, professeur au Val-de-Grâce. . . . . 5 fr.

Compendium de physiologie humaine, par M. le professeur Jules BUDGE, traduit de l'allemand et annoté par Eugène VINCENT, avec 53 figures dans le texte. . . . . 6 fr.

Manuel du microscope, dans ses applications au diagnostic et à la clinique, par MM. MATHIAS DUVAL et LEREBOULLET, avec 98 figures dans le texte . . . . 5 fr.

Manuel d'obstétrique, ou aide-mémoire de l'élève et du praticien, par M. le docteur NIELLY, avec 98 figures dans le texte. . . . . . . 5 fr.

CLICHY. — Impr. Paul Dupont, rue du Bac-d'Asnières, 12. (652 *bis*, 7-5.)